Corina Schnitzler, Peter Martin
Schlafstörungen bei Menschen
mit neuronalen Entwicklungsstörungen

Mensch und Medizin

Corina Schnitzler, Peter Martin

Schlafstörungen bei Menschen mit neuronalen Entwicklungsstörungen

Diagnostik und Therapie

Psychosozial-Verlag

Einzelne Abschnitte des Textes erscheinen, zumindest inhaltlich ähnlich, in: Christian Schanze & Tanja Sappok (Hrsg.), *Störungen der Intelligenzentwicklung. Grundlagen der psychiatrischen Versorgung, Diagnostik und Therapie. Aktualisiert nach ICD-11*. 3. Auflage 2024, Schattauer.

Bibliografische Information der Deutschen Nationalbibliothek
Die Deutsche Nationalbibliothek verzeichnet diese Publikation in der Deutschen Nationalbibliografie; detaillierte bibliografische Daten sind im Internet über http://dnb.d-nb.de abrufbar.

Originalausgabe

E-Mail: info@psychosozial-verlag.de
www.psychosozial-verlag.de

Umschlagabbildung: © Mathea Fürst aus Oberhausen-Rheinhausen
Umschlaggestaltung und Innenlayout
nach Entwürfen von Hanspeter Ludwig, Wetzlar
ISBN 978-3-8379-3375-8 (Print)
ISBN 978-3-8379-6256-7 (E-Book-PDF)

Inhalt

1 Allgemeine Fakten

Etwa 25 % der normal entwickelten Kinder im Vorschulalter haben schlafbezogene Probleme, während die Prävalenz von Schlafstörungen bei Kindern mit neurologischen Entwicklungsstörungen bis zu 80 % betragen kann. Die Wahrscheinlichkeit des Auftretens von Schlafstörungen steigt mit dem Grad der Behinderung (Dosier et al., 2017).

Jedoch variieren die Angaben über die Häufigkeit sehr stark, zwischen 15 und 85 % (Didden & Sigafoos, 2001). Die Befragung von mehr als 1.000 erwachsenen Personen mit intellektueller Entwicklungsstörung in einem definierten geografischen Gebiet konnte signifikante Schlafstörungen bei 7,5 % in Fällen von leichter und bei 15 % in Fällen mit schwerster intellektueller Entwicklungsstörung aufzeigen (Boyle et al., 2010). In einer aktuellen Metaanalyse von Publikationen zu Schlafstörungen bei Kindern mit mehrfachen Behinderungen, in der mehr als 1.500 Individuen erfasst wurden, konnten Einschlaf- und Durchschlafstörungen sowie Früherwachen bei 65 % der Kinder mit spezifischen Diagnosen (Trisomie 21, Angelman-Syndrom etc.) und bei 76 % der Kinder in Untersuchungsgruppen mit unterschiedlichen Diagnosen festgestellt werden. Bei Kindern mit schwerer globaler Gehirnschädigung war der Schlaf in mehr als 90 % gestört (Tietze, 2012).

Auch in Fällen, in denen in Studien objektive schlafbezogene Parameter erfasst wurden, flossen diese teilweise unterschiedlich in die diagnostischen Kriterien ein. Daher sind Häufigkeitsangaben oft nicht miteinander vergleichbar (Churchill et al., 2012). Andererseits sind Menschen mit schweren Entwicklungsstörungen häufig nicht in der Lage, sich einer polysomnografischen Untersuchung zu unterziehen. Dadurch wird es unmöglich, differenzierte diagnostische Kriterien zu erfassen (Walters et al., 2007a).

Unter den komorbiden Störungen neurologischer Entwicklungsstörungen sind am häufigsten psychiatrische Störungen und Schlafstörungen zu finden. Oft werden sie aber nicht erkannt und in der Regel auch nicht behandelt.

In einer umfangreichen Metaanalyse von 2018 stellten Surtees et al. (2018) fest, dass Menschen mit Intelligenzminderungen verschiedener Ursachen eine beeinträchtigte Schlafqualität aufwiesen. Bei Individuen mit spezifischen genetischen Erkrankungen und neurologischen Entwicklungsstörungen waren sowohl die Schlafqualität als auch die Schlafdauer deutlich reduziert. Obwohl verkürzte Schlafdauer nicht direkt mit klinischen Problemen gleichzusetzen ist, bestehen doch Zusammenhänge zwischen einer kurzen Schlafdauer und dem Auftreten von Aufmerksamkeits- und Verhaltensstörungen bei Menschen mit Intelligenzminderung (Brylewski & Wiggs, 1999) sowie einem erhöhten Stressniveau bei den betreuenden Familienmitgliedern (Meltzer & Mindell, 2007). Ätiologisch betrachtet, spielen insbesondere eine internistische und neurologische Pathophysiologie, Verhaltens- und psychiatrische Störungen, Nebenwirkungen von Medikamenten sowie schlafbezogene Atmungsstörungen eine Rolle.

Risikofaktoren, die das Auftreten von Schlafstörungen begünstigen, sind genetische syndromale (z. B. bei Trisomie 21), anatomische (bei verschiedenen genetischen Syndromen oder Cerebralparesen), psychologische bzw. psychosoziale Faktoren (z. B. Lebensbedingungen in einer Wohneinrichtung) sowie Einflussgrößen, die sich aus Komorbiditäten ergeben (z. B. Epilepsien, psychische Störungen, schmerzhafte Zustände und Erkrankungen, u. a. bei Refluxösophagitis, Cerebralparesen etc.).

Schlafstörungen sind in der Regel chronisch und können zusätzliche kognitive und Verhaltensschwierigkeiten verursachen und sich erheblich auf die Lebensqualität der Patienten und deren Familien sowie des Betreuungspersonals auswirken (Belli et al., 2022).

2 Diagnostik

2.1 Erhebung der Anamnese

Die Besonderheiten in der Erfassung von Störungen des Schlafs bei Menschen mit Entwicklungsstörungen ergeben sich aus dem Umstand, dass standardisierte Fragebögen oft nicht für diese Gruppe geeignet sind und andererseits dieser Personenkreis fast ausnahmslos nicht über seine Symptome berichten kann, weder spontan noch in differenzierter Weise auf Befragen hin (Raskoff et al., 2022). Deshalb ist es unbedingt notwendig, auch bei subtileren Veränderungen im Verhalten eines Menschen mit intellektueller Entwicklungsstörung an eine Schlafstörung als mögliche Ursache zu denken. Solche Zeichen können sehr verschieden sein und von vermehrter Tagesmüdigkeit über kognitive Verschlechterung, Verhaltensstörungen bis zu vermehrtem Speichelfluss reichen. Neu oder verstärkt auftretendes Problemverhalten, z. B. im Sinne von aggressiven Handlungen, kann durch gestörten Nachtschlaf hervorgerufen sein (Brylewski & Wiggs, 1999). Insbesondere ist es auch notwendig, anamnestische Hinweise auf eine zu Schlafstörungen führende körperliche (z. B. Schmerzen, Atemwegserkrankungen, Allergien) oder psychische Erkrankung (z. B. Depression, Angststörung, Demenz) zu erhalten.

In keinem Fall darf vergessen werden, eine genaue Medikamentenanamnese zu erheben sowie, bei Personen mit weniger ausgeprägter Intelligenzminderung, auch Informationen zum Konsum von Alkohol, Nikotin und anderen Suchtmitteln einzuholen.

Der Verdacht auf das Vorliegen einer Störung des Schlafs macht eine detaillierte, weitreichendere Anamnese zum Verhalten bzw. zu den Symptomen während des Schlafs, nach dem Aufwachen und auch zu Aktivitäten während des Tages bzw. vor dem Zubettgehen notwendig. Hier ist es auch wichtig, Informationen über Aktivitäten und Schlafphasen während des Tages (z. B. Powernaps, Mittagsschlaf, Schlaf nach Rückkehr von der Werkstatt) zu erhalten, neben solchen über das Ess- und Trinkverhalten (z. B. Aufnahme größerer Flüssigkeits- oder Nahrungsmengen vor dem Zubettgehen) und über sonstige Aktivitäten am Abend (z. B. körperliche Anstrengung, Beschäftigung mit Computerspielen usw.) sowie über Einschlafrituale. Genaue zeitliche Abfolgen sollten erfasst werden (Dauer der Vorbereitung auf das Zubettgehen, Zubettgehzeit, Aufwachzeit, Aufstehzeit, gegebenenfalls mit Unterschieden z. B. zwischen Werktagen und Wochenenden). Daten hierzu sollten von Angehörigen oder Betreuern möglichst über längere Zeit hinweg in Schlaftagebüchern dokumentiert werden.

Oftmals zeigt sich hier, dass Personen mit Entwicklungsstörungen, die in Wohneinrichtungen leben, einen gegenüber gleichaltrigen, nicht behinderten Menschen unterschiedlichen Schlaf-Wach-Rhythmus haben, wobei frühe Zubettgehzeiten in Wohneinrichtungen oft mehr den organisatorischen Notwendigkeiten der Einrichtung als den persönlichen Bedürfnissen der intellektuell entwicklungsgestörten Bewohner entsprechen, also von außen aufgezwungen sind.

Häufig steht in Einrichtungen der Behindertenhilfe nachts nur eine Nachtbereitschaft zur Verfügung, sodass exakte Auskünfte, insbesondere über Einschlaf- und Aufwachzeiten sowie über nächtliches Erwachen, kaum zu erhalten sind und auch epileptische Anfälle oder sonstige motorische- bzw. Verhaltensstörungen im Schlaf der Beobachtung entgehen. Zu beachten ist, dass durch Außenstehende die Schlafdauer falsch eingeschätzt werden kann, wobei nicht selten die Zeit im Bett fälschlicherweise mit der Gesamtschlafdauer gleichgesetzt wird.

Möglichst genau sollten auch die äußeren Umstände des nächtlichen Schlafs erfasst werden (z. B. Umgebungsgeräusche durch Schnarchen von Mitbewohnern, Heizkörper usw., Lichteinfall in das sonst abgedunkelte Zimmer, Beheizung während der Nacht, Beschaffenheit der Matratze).

Wenn Hinweise auf Störungen des Schlafs oder eine vermehrte Tagesmüdigkeit/Tageschläfrigkeit anamnestisch fassbar sind, ist es wichtig, genau zu klären, seit wann diese Auffälligkeiten bestehen oder ob und wann eine Zunahme von solchen Symptomen festzustellen ist, die u. U. (in leichterer Ausprägung) schon seit langer Zeit zu beobachten sind.

Entscheidend ist es, im Hinblick auf die erhebliche Bedeutung einer frühzeitigen Diagnosestellung, anamnestische Hinweise auf das Vorliegen einer schlafbezogenen Atemstörung zu erhalten. Hierfür typische Symptome sind in Tabelle 1 aufgelistet.

Tabelle 1: Typische klinische Symptome des obstruktiven Schlafapnoe-Syndroms (modifiziert nach Stores, 2001a)

Symptome während des Schlafs	**Symptome beim Aufwachen**	**Symptome im weiteren Tagesverlauf**
Atemstillstände abnorm beschleunigte Atmung Zeichen starker Atemanstrengung chronisch lautes Schnarchen Mundatmung Blauverfärbung (Zyanose) der Lippen / des Gesichts ungewöhnliche Schlafposition starkes Schwitzen Einnässen Ängste, Albträume	erschwertes Aufwachen verwirrtes Aufwachen trockener Mund Kopfschmerzen Dysphorie motorische Ungeschicklichkeit, Gangunsicherheit	Müdigkeit, Schläfrigkeit Konzentrationsstörungen Gedächtnisstörungen Verhaltensprobleme

Ist aus der Anamnese zu erfahren, dass nächtliche bzw. schlafgebundene auffällige Bewegungen beobachtet wurden, sollte man weiter danach fragen, ob solche Bewegungen nur aus dem Schlaf heraus oder auch im Wachzustand auftreten (die meisten nicht schlafgebundenen Bewegungsstörungen persistieren im Schlaf, jedoch in abgeschwächter Intensität). Wenn abnorme Bewegungen nur aus dem Schlaf heraus auftreten, muss weiter geklärt werden, ob es sich dabei um komplexe oder einfache Bewegungen handelt. Letztere können dann einer bestimmten Lokalisation zugeordnet werden: der Kopf- oder Gesichtsregion (Bruxismus, rhythmische Bewegungen im Schlaf als Jactatio capitis), der Beinregion (periodische Extremitätenbewegungen, hypnagoger Fußtremor) oder bilateral weiter ausgebreiteten Körperabschnitten (Einschlafmyoklonien, rhythmische Bewegungen im Schlaf, propriospinaler Myoklonus) (Walters, 2007). Sprechen, Schreien, Weinen oder auch Lachen im Schlaf können als isolierte Symptome vorkommen, etwa das Lachen im Schlaf bei Kindern mit Rett-Syndrom (Young et al., 2007). Komplexe Bewegungen im Schlaf treten bei Non-REM-Parasomnien (Arousal-Störungen, Schlaftrunkenheit, Pavor nocturnus und Schlafwandeln) auf sowie bei REM-Parasomnien (Schenck-Syndrom) und auch bei schlafgebundenen epileptischen Anfällen (Khatami & Walters, 2007). Um hier differenzieren zu können, muss der genaue Ablauf (Semiologie) solcher Störungen erfragt werden sowie ihr zeitliches Auftreten, Häufigkeit, Dauer und mögliche Triggerfaktoren. Auch ist es wichtig, jedoch von Menschen mit intellektueller Entwicklungsstörung oft nicht zu erfahren, ob ein Erinnerungsvermögen an die entsprechenden nächtlichen Bewegungen/Handlungen besteht (Khatami, 2007).

Schlafgebundene fokale Frontallappenanfälle treten vor allem aus dem Non-REM-Stadium 2 auf, weitgehend diffus über die Nacht verteilt; REM-Schlaf-Parasomnien hauptsächlich im letzten Drittel der Nacht und Non-REM-Parasomnien im ersten

Drittel der Nacht (Shneerson, 2011). In Tabelle 2 sind Merkmale, die für die Diagnose einer Parasomnie und solche, die für schlafgebundene Frontallappenanfälle sprechen, aufgelistet.

Tabelle 2: Merkmale, die für das Vorliegen von schlafgebundenen Frontallappenanfällen oder für Parasomnien sprechen (modifiziert nach Derry et al., 2009)

	schlafgebundene fokale Frontallappenanfälle	**Parasomnien**
vollständiges Erwachen am Ende der Episode	+	
rasche Reorientierung	+	
repetitive Bewegungen	+	
Kopfversion	+	
posturale Symptomatik	+	
Vokalisationen	+	
Herumrollen im Bett		+
Crescendo-Decrescendo-Symptomatik		+
verbale/nonverbale Kommunikation möglich		+
Schluchzen/ traurige Stimmung		+
Gähnen		+
unvollständiges Erwachen		+
Dauer > 2 Minuten		+

Nicht nur in der Differenzierung zwischen Parasomnien und schlafgebundenen Frontallappenanfällen, sondern auch bei allen anderen Störungen des Schlafs sollte stets angestrebt werden, zu einer exakten somnologischen Diagnose/Klassifikation zu kommen, und dies auch, wenn nötig und möglich, mit apparativen Mitteln.

2.2 Fragebögen zur strukturierten Erfassung gestörten Schlafs

Zur möglichst differenzierten und vollständigen Erfassung von Parametern bzw. Symptomen gestörten Schlafs wurden zahlreiche Fragebögen entwickelt, wobei normierte Inventare für das Kindesalter am besten geeignet erscheinen, Schlafstörungen bei Menschen mit Entwicklungsstörungen, auch im Erwachsenenalter, zu erfassen. Exemplarisch sind hier das Pediatric Sleep Questionnaire (PSQ) (Chervin et al., 2000) oder The Children's Sleep Habits Questionnaire (CSHQ) (Owens et al., 2000) zu nennen.

Eine neuere Studie, die an 345 Personen mit intellektueller Entwicklungsstörung im Alter von 1 bis 66 Jahren durchgeführt wurde, konnte zeigen, dass das Sleep Questionnaire von Simonds und Parraga (SQ-SP) sowohl für wissenschaftliche Studien als auch für den klinischen Alltag gut geeignet ist, um verschiedene Arten von Schlafstörungen bei Menschen mit intellektueller Entwicklungsstörung zu erfassen (Maas et al., 2011; Simonds & Parraga, 1982).

Für Fragebögen, die in einigen wissenschaftlichen Untersuchungen verwendet werden, um ein obstruktives Schlafapnoe-Syndrom zu erfassen, konnte jedoch gezeigt werden, dass dies unter diesen Umständen selbst bei schwer ausgeprägter Symptomatik nicht ausreichend sicher möglich ist (Constantin et al., 2009).

2.3 Körperliche und labormedizinische Untersuchungen

Zur Erfassung somatischer Erkrankungen, die zu Störungen des Schlafs oder zu vermehrter Tagesmüdigkeit/Tagesschläfrigkeit führen können sowie zur Erfassung von anatomischen Varianten, Fehlbildungen und Erkrankungen der Atemwege, ist eine sorgfältige körperliche Untersuchung unerlässlich.

Zusatzuntersuchungen sind dann überwiegend gezielt vorzunehmen. Tabelle 3 listet anatomische Veränderungen und Anomalien auf, die zu einer Obstruktion der Atemwege führen können, und Tabelle 4 einige Syndrome, die mit solchen Anomalien einhergehen.

Tabelle 3: Anatomische Veränderungen und Anomalien, die zu einer Atemwegsobstruktion führen können (modifiziert nach Rosen, 2011; Stores, 2001a)

Choanalstenosen
andere nasale Obstruktionen (Polypen, Fremdkörper, Septumdeviation usw.)
vermehrtes Fettgewebe im Halsbereich
vergrößerte Gaumen- und Rachenmandeln
Tumore im oropharyngealen Bereich
relativ vergrößerte Zunge
verkleinerter Oberkiefer
verkleinerter Unterkiefer
muskuläre Hypotonie
Enge/Knorpelveränderung im Bereich von Kehlkopf und Trachea

Tabelle 4: Syndrome, die mit Anomalien der Kopf-Hals-Anatomie verbunden sind und dadurch mit Obstruktionen der Atemwege (modifiziert nach Rosen, 2011)

Trisomie 21
Apert-Syndrom
Pierre-Robin-Sequenz
Taybi-Rubinstein-Syndrom
CHARGE-Syndrom
hemifaziale Mikrosomie
Goldenhar-Syndrom
Treacher-Collins-Syndrom
Pfeiffer-Syndrom
DiGeorge-Syndrom

Die körperliche Untersuchung und weiterführende Diagnostik bei Verdacht auf das Vorliegen von Schlafstörungen oder bei vermehrter Tagesmüdigkeit/Tagesschläfrigkeit von Menschen mit Entwicklungsstörungen konzentrieren sich zwar auf Veränderungen der Atemwege, reichen jedoch weit darüber hinaus. Insbesondere gilt es auch, möglicherweise schmerzhafte Prozesse zu berücksichtigen, bei denen Schmerzen verstärkt in Ruhe bzw. in liegender Position auftreten. Hinweise über in diesem Zusammenhang sinnvolle Untersuchungen gibt Tabelle 5.

Tabelle 5: Körperliche Untersuchung und weiterführende Diagnostik bei vermuteten Störungen des Schlafs oder Tagesmüdigkeit

Inspektion und Palpation der Mund-, Nasen-, Rachen- und Halsregion (bei sehr wahrscheinlichem obstruktivem Schlafapnoe-Syndrom, HNO-ärztliche Untersuchung)
physikalische Untersuchung der Thoraxorgane und der Kreislaufparameter (bei sehr wahrscheinlicher Schlaf bezogener Atemstörung Röntgenaufnahmen des Thorax und Lungenfunktionsuntersuchung)
Bestimmung der Schilddrüsenparameter
Differenzialblutbild, Eisen, Ferritin, Vitamin B12, Folsäure, CRP und BSG – im Hinblick auf eine Anämie und entzündliche Prozesse
bei Patienten mit Ventrikulo-peritonealem(-atrialem) Shunt: Shuntfunktionsprüfung

Die bei Schlafstörungen unbedingt erforderliche Erfassung von psychischen Störungen und deren Besonderheiten bei Menschen mit geistiger Behinderung wird an anderer Stelle in diesem Buch abgehandelt.

2.4 Klinische und apparative Erfassung von Schlafparametern

Um Störungen des Schlafs über die anamnestischen Angaben hinaus detailliert erfassen zu können, ist es oftmals sinnvoll, Patienten stationär aufzunehmen und ihr Schlafverhalten vom Pflegeteam systematisch beobachten und dokumentieren zu lassen. Eine Überwachung und Dokumentation mittels Videokamera ermöglicht eine noch umfassendere Erfassung des Schlafverhaltens und ist bei Personen mit ausgeprägtem Problemverhalten oft die einzige gezielte, weiterführende Schlafdiagnostik, die zur Verfügung steht. Aktimeter, kleine Geräte, die wie eine Armbanduhr am Handgelenk getragen werden und Bewegungen aufzeichnen, können auch im häuslichen Umfeld angewandt werden, um die Daten (korreliert mit der im Gerät eingegebenen jeweiligen Bettzeit) anschließend computergestützt zu analysieren. Für diese Methode konnte auch bei Menschen mit intellektueller Entwicklungsstörung gezeigt werden, dass sie eine zuverlässige Screening-Methode bzw. Methode zur Untersuchung des Schlaf-Wach-Rhythmus ist (van Dijk et al., 2012; Hare et al., 2006; (Yavuz-Kodat et al., 2019). Die Kombination mit einem kleinen Pulsoxymetrie-Gerät ist ebenfalls denkbar.

Am Körper tragbare Geräte, die Sauerstoffsättigung, Atemfluss, Atemgeräusche, Brustbewegungen und Abdomenbewegungen aufzeichnen, haben sich in der klinischen Praxis auch bei Patienten mit schweren intellektuellen Entwicklungsstörungen zur (Screening-)Diagnostik von schlafbezogenen Atmungsstörungen bewährt.

Die Polysomnografie gilt gewissermaßen als die höchste Stufe der somnologischen Diagnostik. Hier werden zahlreiche Parameter gleichzeitig während des Schlafs erfasst. Neben Elektroenzephalografie (EEG), Eloktrookulografie (EOG), Elektromyografie (EMG) und Elektrokardiografie (EKG) werden hier auch der nasale bzw. orale Atemluftfluss, Brust- und Bauchbewegungen im Schlaf, die Sauerstoffsättigung und die Körperposition sowie Körpertemperatur und andere optionale Parameter durchgehend erfasst. Entscheidend wichtig für die Diagnostik von Parasomnien bzw. schlafbezogenen Bewegungsstörungen ist die simultane Aufzeichnung des Videobildes (Patil, 2010). Für Personen mit intellektueller Entwicklungsstörung stellen die vielen Elektroden und Messfühler, die an ihren Körper angebracht werden müssen, meist eine deutliche Überforderung dar, sodass man sich im Einzelfall auf einzelne wenige wesentliche Parameter beschränken muss.

Eine besondere diagnostische Herausforderungen wirft die Narkolepsie auf. Die Deutsche Gesellschaft für Neurologie (DGN) empfiehlt in ihren Leitlinien zur Diagnostik einer Narkolepsie neben der spezifischen Anamnese und der Dokumentation durch Schlaffragebögen und Schlaftagebücher eine Polysomnografie bzw. die Durchführung eines MSLT (Multiple Sleep Latency Test), bei dem im EEG von Patienten mit Narkolepsie typischerweise verkürzte Einschlaflatenzen und vorzeitiger REM-Schlaf (Sleep-Onset-REM =SOREM) gefunden werden. Die Spezifität des MSLT liegt bei 90 % und die Sensitivität bei 80 %. Im Einzelfall werden die Bestimmung des Hypocretin-(Orexin-) Spiegels im Liquor, eine HLA-Klasse-II-Typisierung und, bei Verdacht auf eine sekundäre Narkolepsie, eine cerebrale Bildgebung empfohlen (Deutsche Gesellschaft für Neurologie, 2012). Letztere wird, abhängig von der individuellen Befundkonstellation, auch bei anderen Schlafstörungen von Patienten mit neuronalen Entwicklungsstörungen veranlasst werden müssen.

3 Klassifikation der Schlafstörungen

Die Einteilung der unterschiedlichen Formen gestörten Schlafs sollte sich auch bei Personen mit Entwicklungsstörungen an der internationalen Klassifikation der Schlafstörungen in ihrer dritten Version (ICSD-3) orientieren (American Academy of Sleep Medicine, 2014). In diese sind insgesamt 74 unterschiedliche Störungen aufgenommen, die sieben Hauptkategorien (siehe Tabelle 6) zugeordnet werden.

Tabelle 6: Klassifikation der Schlafstörungen (International Classification of Sleep Disorders (ICSD-3) (American Academy of Sleep Medicine; ICSD-3, 2014)

Hauptkategorien
1. Insomnien (5)
2. schlafbezogene Atmungsstörungen (19)
3. Hypersomnien zentralen Ursprungs (9)
4. Störungen des zirkadianen Rhythmus (7)
5. Parasomnien (15)
6. schlafbezogene Bewegungsstörungen (13)
7. andere Schlafstörungen (6)

Entsprechungen der ICSD-3 werden in der International Classification of Diseases der WHO (ICD 11) Schlaf Wach Störungen in Kapitel 7 erstmals als eine eigenständige Krankheitsgruppe erfasst und sind nicht mehr den psychiatrischen Störungen untergeordnet:

07 Schlaf-Wach-Störungen

➢ Insomnische Störungen
- 7A00 Chronische insomnische Störung
- 7A01 Kurzzeitige insomnische Störung
- 7A0Z Insomnische Störungen, nicht näher bezeichnet

➢ Hypersomnolenzen
- 7A20 Narkolepsie
- 7A21 Idiopathische Hypersomnie
- 7A22 Kleine-Levin-Syndrom
- 7A23 Hypersomnie durch medizinischen Zustand
- 7A24 Hypersomnie durch Medikamente oder Substanzen
- 7A25 Hypersomnie bei psychischer Störung
- 7A26 Nichtorganische Somnolenz
- 7A2Y Sonstige näher bezeichnete Hypersomnien
- 7A2Z Hypersomnien, nicht näher bezeichnet

➢ Schlafbezogene Atmungsstörungen
- 7A40 Zentrale Schlafapnoe
- 7A41 Obstruktive Schlafapnoe (OSA)
- 7A42 Schlafbezogene Hypoventilation oder Hypoxämie-Störungen
- MD11.4 Schlafbezogene Cheyne-Stokes-Atmung
- 7A4Y Sonstige näher bezeichnete schlafbezogene Atmungsstörungen
- 7A4Z Schlafbezogene Atmungsstörungen, nicht näher bezeichnet

➢ Störungen des zirkardianen Schlaf-Wach-Rhythmus
- 7A60 Schlaf-Wach-Störung mit verzögerter Phase
- 7A61 Schlaf-Wach-Störung mit vorverlagerter Phase
- 7A62 Schlaf-Wach-Störung mit irregulärem Rhythmus
- 7A63 Nicht-24-Stunden-Schlaf-Wach-Störung
- 7A64 Zirkadiane Schlaf-Wach-Rhythmusstörung bei Schichtarbeit
- 7A65 Zirkadiane Schlaf-Wach-Rhythmusstörung bei Zeitzonenwechsel

7A6Z Störungen des zirkardianen Schlaf-Wach-Rhythmus, nicht näher bezeichnet

➢ Schlafbezogene Bewegungsstörungen

7A80 Restless-Legs-Syndrom
7A81 Periodische Extremitätenbewegungen im Schlaf
7A82 Schlafbezogene Beinkrämpfe
7A83 Schlafbezogener Bruxismus
7A84 Schlafbezogene rhythmische Bewegungsstörung
7A85 Gutartiger Schlafmyoklonus im Säuglings- und Kleinkindalter
7A86 Propriospinaler Myoklonus bei Schlafbeginn
7A87 Schlafbezogene Bewegungsstörung aufgrund eines medizinischen Zustandes
7A88 Schlafbezogene Bewegungsstörung durch Medikamente oder Substanzen
7B01.0 REM-Schlaf-Verhaltensstörung
7A8Y Sonstige näher bezeichnete schlafbezogene Bewegungsstörungen
7A8Z Schlafbezogene Bewegungsstörungen, nicht näher bezeichnet

➢ Parasomnien

7B00 Arousalstörungen aus dem Non-REM-Schlaf
7B01 Parasomnien im REM-Schlaf
7B02 Sonstige Parasomnien
7B0Y Sonstige näher bezeichnete Parasomnien
7B0Z Parasomnien, nicht näher bezeichnet
7B2Y Sonstige näher bezeichnete Schlaf-Wach-Störungen
7B2Z Schlaf-Wach-Störungen, nicht näher bezeichnet

3.1 Insomnien

Zu den international anerkannten Kriterien einer Insomnie gehören anhaltende Schwierigkeiten bei der Einleitung, Dauer,

Konsolidierung oder Qualität des Schlafs, die trotz angemessener Schlafgelegenheiten und -umstände auftreten und zu einer Beeinträchtigung der Tagesaktivität, wie Müdigkeit, gedrückte Stimmung, Reizbarkeit oder kognitiven Beeinträchtigungen, führen und mindestens dreimal pro Woche auftreten. Unterteilt werden sie in kurzfristige (kürzer als 3 Monate), chronische (länger als 3 Monate) und unspezifische Insomnien.

Insomnien treten in der Allgemeinbevölkerung mit einer Prävalenz von 30 % auf, wovon 10 % chronische Insomnien sind. Frauen sind fast doppelt so häufig betroffen (Morin et al., 2011; Riemann et al., 2017; Geoffroy et al., 2018).

Auch an eine mögliche inadäquate Schlafhygiene, etwa durch Beschäftigungen vor dem Zubettgehen, welche den Betroffenen körperlich oder psychisch stark in Anspruch nehmen (z.B. Fernsehen oder Betätigung auf dem Heimfahrrad), ist als Ursache von Schlafstörungen bei Menschen mit Entwicklungsstörungen zu denken (Martin et al., 2006; Thorpy, 2012; Stores & Wiggs, 2001). Einschlafstörungen, die durch das Fehlen von Grenzsetzungen, ähnlich wie bei Kindern, beobachtet werden, treten auch im Erwachsenenalter bei Personen mit Entwicklungsstörungen auf (Owens & Mindell, 2011; Thorpy, 2012; Stores & Wiggs, 2001).

Speziell auf die Patientengruppe von Menschen mit Beeinträchtigungen müssen als Ursache der chronische Insomnien vor allem psychiatrische Krankheiten (Depressionen, Angst), Medikamente (Antikonvulsiva), spezielle Umweltbedingungen (Lärm von Monitorüberwachungs- oder Therapiegeräten, nächtliche Sondenernährung), Veränderungen der Schlafumgebung (zu Hause, im Wohnheim, in der Klinik), Schmerzen (Cerebralparesen, Reflux, Skoliosen) oder Einschränkungen der Beweglichkeit (Schienen, Korsette, Helme) sowie spezielle schlafbezogene Krankheiten (Schlafapnoen) genannt werden. Oftmals werden Schmerzen oder Einschränkungen als solche nicht erkannt. Standardisierte Erhebungen sind oft zur Bewertung von Schmerzen und Schmerzempfindlichkeit nicht für Menschen mit schweren intellektuellen Entwicklungsstörungen geeignet, weil diese oft keine aktive Sprache haben oder nicht in der Lage sind, Anweisungen zu verstehen oder zu befolgen (Raskoff et al., 2022).

3.2 Hypersomnolenzen

Hypersomnien zeichnen sich durch ein vermehrtes Schlafbedürfnis mit einer Verlängerung des Nachtschlafs auf mehr als 9 bis 10 Stunden, einen Tagschlaf von mehr als einer Stunde oder eine Gesamtschlafdauer von mehr als 10 bis 11 Stunden pro Tag aus. Zentrale Hypersomnolenzen liegen vor, wenn trotz ausreichender Schlafdauer eine Hypersomnie besteht und körperliche oder psychische Ursachen eines nicht erholsamen Schlafs ausgeschlossen werden können (Mathis, 2018). Dies schließt Zustände wie Narkolepsie und idiopathische Hypersomnolenz ein.

Die Narkolepsie Typ 1 lässt sich durch ihr Erscheinungsbild mit Kataplexie und vor allem mit einem hochspezifischen und empfindlichen Biomarker – erniedrigter Hypocretin-1-Spiegel im Liquor – gut diagnostizieren. Die Diagnose der anderen zentralen Hypersomnien ist, aufgrund nur weniger, zuverlässiger Biomarker, deutlich schwieriger (Dauvilliers & Barateau, 2017; Billiard & Sonka, 2016). Aktuell liegen keine Zahlenangaben über die Häufigkeit, mit der Narkolepsien bei Menschen mit Entwicklungsstörungen auftreten, vor.

Hypersomnien als Folge der Grundkrankheit, Schlafstörungen (SAS, cricadianen Rhythmusschwankungen ...) oder unerwünschte Medikamentenwirkungen (Psychopharmaca oder Antikonvulsiva) treten bei schwersten Formen der intellektuellen Entwicklungsstörung bzw. bei schweren Mehrfachbehinderungen sehr häufig auf (Shelton & Malow, 2021). Als Hauptursache einer Hypersomnie sind Depressionen zu nennen, welche sich ebenfalls bei Menschen mit Behinderungen häufiger zeigen.

Hudson fand in einer Metaanalyse von 2019 eine Prävalenz für

Depressionen bei Menschen mit Störungen des autistischen Spektrums (ASD) von 10,6 %, was etwa viermal so hoch ist wie bei Jugendlichen mit typischer Entwicklung. Darüber hinaus stieg die Prävalenz mit dem Übergang ins Erwachsenenalter weiter an (Hudson et al., 2019).

Weitere häufige Ursachen von Hypersomnolenzen sind Obesität, Alter, Schlafdefizit, Diabetes mellitus, Asthma, Rauchen und das Vorliegen eines Schlafapnoe-Syndroms (Calhoun et al., 2011).

Die beim Prader-Willi-Syndrom (PWS) häufig zu beobachtende exzessive Tagesschläfrigkeit lässt sich vermutlich nicht vollständig auf ein ebenfalls häufig auftretendes Schlafapnoe-Syndrom sowie ebenfalls häufig vorliegende Obesität zurückführen (Cataldi et al., 2021). Es treten in Bezug auf das Prader-Willi-Syndrom auch zunehmend andere Schlafstörungen wie Hypersomnie, narkolepsieähnliche Phänotypen und Insomnie in den Blickpunkt (Duis et al., 2022). Im Tiermodell konnte eine genetische Veränderung der Orexin/Hypocretin-Neurone im Hypothalamus gezeigt werden, welche im zirkadianen Rhythmus eine wichtige Rolle spielen und auch für narkolepsieähnliche Symptome beim PWS verantwortlich scheinen (Mendiola & LaSalle, 2021). Cataldi resümierte in einer Metaanalyse im Vergleich zu Kontrollgruppen signifikant erniedrigte Orexinspiegel im Liquor bei Patienten mit Prader-Willi-Syndrom (allerdings signifikant höher als bei Patienten mit Narkolepsie)(Cataldi et al., 2021).

3.3 Schlafgebundene Atmungsstörungen

Zentrales Schlafapnoe-Syndrom

Zentrale Schlafapnoe-Syndrome kommen bei Personen mit perinatal hypoxisch-ischämischen Gehirnläsionen, Gehirnfehlbildungen und bei mit Entwicklungsstörungen verbundenen genetischen Syndromen vor (Zhang & Spruyt, 2022; Carotenuto et al.,

2013; Kotagal, 2001; Gillett & Perez, 2016; Dosier et al., 2017). Hier ist der zentrale Atemantrieb intermittierend oder zyklisch reduziert (Thorpy 2012). Auch die Therapie mit Opiaten kann zu zentraler Hypoventilation und Apnoe führen, insbesondere im Zusammenhang mit dem Schlaf, wobei teilweise eine obstruktive Komponente hinzukommt (Macintyre & Schug, 2007).

Obstruktives Schlafapnoe-Syndrom

Das obstruktive Schlafapnoe-Syndrom tritt häufig bei anatomischen Normvarianten und muskulären Störungen im Kopf- und Gesichtsbereich auf, insbesondere bei der Trisomie 21 aber auch bei selteneren, mit Entwicklungsstörungen einhergehenden, genetischen Syndromen wie dem Apert- oder Rubinstein-Taybi-Syndrom oder schwereren Formen der Cerebralparesen (Rosen, 2011; Kotagal et al., 1994; Hayashi et al., 1990; Goodman, 1998). Das mit Apnoe-Phasen verbundene Aufwachen (Arousal), welches auch zu ruckartigen Extemitätenbewegungen führen kann, ist in der Lage, bei Personen, die eine entsprechende Disposition besitzen, Non-REM-Schlaf-Parasomnien zu triggern oder auch z. B. einen Bruxismus zu verstärken (Shneerson, 2011; Guilleminault et al., 2005). Darüber hinaus können obstruktive Schlafapnoen ein klinisches Bild induzieren, das sich von einem Schenck Syndrom (REM-Schlaf-assoziierte Verhaltensstörung s. u.) kaum unterscheiden lässt (Shneerson, 2011; Schenck & Mahowald, 2008).

Der bei Menschen mit Entwicklungsstörungen häufig auftretende gastroösophageale Reflux kann durch Adduktoren der Stimmbänder eine obstruktive Schlafapnoe verursachen. Umgekehrt kann der veränderte thorakale und abdominale Druck während der Apnoen einen bestehenden Reflux verstärken. Ein gastroösophageale Reflux kann, ähnlich dem Schlafapnoe-Syndrom, durch Adipositas zunehmen (Shneerson, 2011; Iranzo & Santamaria, 2005).

Hypoventilation

Schlafassoziierte Hypoventilation/Hypoxaemie kommt als Folge von neuromuskulären Erkrankungen und Brustwandstörungen bzw. Kyphoskoliosen vor (Alves et al., 2009; Thorpy, 2012).

Catathrenie

Als Catathrenie bezeichnet man das nächtliche Stöhnen beim Ausatmen, welches initial unter den Parasomnien beheimatet war, jedoch in der neuen Klassifikation ICSD-3 unter den schlafbezogenen Atmungsstörungen eingeteilt wurde.

3.4 Störungen des zirkadianen Rhythmus

Die biologische Uhr im suprachiasmatischen Kern im anterioren Hypothalamus steuert die einzelnen zirkadianen Uhrensysteme, welche sich in allen Körperzellen befinden, über neuronale und hormonelle Signalwege. Synchronisiert wird sie vor allem durch Licht. Das Licht wird über die Melanopsinrezeptoren in der Retina aufgenommen und über die retino-hypothalamischen Bahnen zum suprachiasmatischen Kern geleitet, dieser gibt die Lichtinformation cerebral vor allem an die Pinealdrüse weiter, welche dann bei Dunkelheit Melatonin ausschüttet, das dann von den Melatonin-1-Rezeptoren im Hypothalamus aufgenommen wird und diesen in den Schlafmodus versetzt (Hughes et al., 2015). Der freilaufende zirkadiane Rhythmus, d. h. ohne die Synchronisation durch Licht, ist bei uns Menschen etwas länger als 24 Stunden, etwa 24,2 Stunden (Duffy et al., 2011).

Alle metabolischen und physiologischen Funktionen und das Verhalten entwickeln sich im Laufe der Zeit rhythmisch.

Faktoren, die je nach Zeitpunkt der Verabreichung die zirkadianen Rhythmen verändern können, sind vor allem Licht-Dunkelheit-Impulse, aber auch körperliche Bewegung, Melatonin und Benzodiazepin-Hypnotika (Copinschi et al., 2000).

Störungen des zirkadianen Rhythmus sind sowohl endogen als auch exogen bedingte Fehlausrichtungen der individuellen Schlafperioden in Bezug auf den sozialen 24-Stunden-Rhythmus (Gulyani et al., 2012; Sack et al, 2007a; Morgenthaler et al., 2007). Der biologische zirkadiane Rhythmus ist anatomisch in dem Nucleus suprachiasmaticus (SCN) des Hypothalamus zu lokalisieren und wird auf genetischer Ebene über die Interaktion von ca. zehn unterschiedlichen zirkadianen Genen gesteuert (Van Someren et al., 2007; Ebisawa, 2007).

Polymorphismen bzw. Mutationen dieser Gene werden für den individuellen zirkadianen Phänotyp verantwortlich gemacht (Ebisawa, 2007).

Für die Schlafstörungen beim Smith-Magenis-Syndrom scheint die Haploinsuffizienz des RAI1-Gens verantwortlich zu sein. Diese führt zu einer Umkehrung der Melatoninsekretion, wobei eine diurnale Sekretion anstelle der nächtlichen Sekretion auftritt (Kaplan et al., 2020).

Bei Personen mit retinalen Sehstörungen, bei denen auch die lichtempfindlichen, zum Hypothalamus proliferierenden Zellen geschädigt sind, ist die Steuerung des Schlaf-Wach-Rhythmus durch Licht beeinträchtigt und es stellt sich oft ein sog. freilaufender Rhythmus (24,1–24,8 Stunden) ein. Bei einem freilaufenden Rhythmus von 24,5 Stunden verschiebt sich entsprechend der Schlaf-Wach-Rhythmus täglich um eine halbe Stunde.

Die zirkadianen Schlafstörungen der nach hinten verschobenen und der nach vorne verlegten Schlafphasen treten wesentlich häufiger auf als die Störung des freilaufenden Rhythmus. Sie treten nicht nur altersabhängig auf (in der Adoleszenz physiologisch nach hinten verschoben, bei älteren Personen durch verfrühte Bettgehzeiten nach vorne verlegt), sondern sind auch genetisch determiniert (Gulyani et al., 2012). Störungen des zirkadianen Rhythmus durch Schichtarbeit und Jetlag spielen bei Personen mit Entwicklungsstörungen eher weniger eine Rolle. Ein irregulärer Schlaf-Wach-Rhythmus kann mit normalen Gesamtschlafzeiten verbunden sein, die jedoch nicht einem zirkadianen Rhythmus angepasst sind, sondern in extremen Fällen irregulär über den Tag verteilt auftreten, unterbrochen von mehr oder weniger langen Wachperioden. Dieses Muster wird vor allem bei Personen mit schweren und schwersten Formen der geistigen Behinderung beobachtet, aber u. a. auch bei demenziellen Syndromen (Gulyani, 2012).

3.5 Schlafassoziierte Bewegungsstörungen

Restless-Legs-Syndrom (RLS)

Das Restless-Legs-Syndrom ist eine häufige Erkrankung. Die Prävalenz wird mit 1,5 bis 2,7 % angegeben (Allen et al., 2011). Frauen sind etwa doppelt so häufig betroffen. Die Prävalenz steigt mit dem Alter (Lavigne & Montplaisir, 1994).

Die Diagnose wird klinisch gestellt und basiert auf den Symptomen unangenehmer oder schmerzhafter Sensationen der Beine (aber auch vereinzelt der Arme oder, noch seltener, anderer Körperregionen), einhergehend mit dem unwiderstehlichem Drang, die Gliedmaßen zu bewegen oder umherzulaufen. Die Symptome treten in Ruhe mit einer Prädominanz in den Abend- oder Nachstunden auf. Sie sollten nicht ausschließlich auf andere Erkrankungen wie Arthritis, Beinkrämpfe, Lagerungsbeschwerden oder Myalgie zurückgeführt werden können (Hening et al., 2009). Sobald eine positive Diagnose gestellt wurde, sind eine neurologische Untersuchung und eine Beurteilung des Eisenstatus erforderlich (Leclair-Visonneau et al., 2018).

Das RLS ist in bis zu 80 % der Fälle assoziiert mit unwillkürlichen, rhythmischen, kurzen Kontraktionen der Beine oder anderer Gliedmaßen (z. B. der Großzehen etc.) während des Schlafs (und manchmal auch während des entspannten Wachzustands), die als periodische Beinbewegungen des Schlafs (PLMS) bezeichnet werden (Montplaisir et al., 1997).

Es liegt eine starke genetische Beteiligung vor. Familien- und Zwillingsstudien ergaben eine 50- bis 60-prozentige Übereinstimmung (Winkelmann et al., 2007).

Mit Beginn in der Jugend sind die sekundären Formen häufiger und können z. B. mit einem Eisenmangel, vor allem im 3. Trimester der Schwangerschaft, Diabetes mellitus, chronischer Niereninsuffizienz, rheumatoider Polyarthritis, Neuropathie, Morbus Parkinson assoziiert sein oder iatrogen (v. a. durch antidopaminerge Medikamente, SSRI und trizyklische Antidepressiva) bedingt sein. Pathophysiologisch geht man von einem regionalen Eisenmangel im Gehirn, in der Substantia nigra und in geringerem Maße dem Putamen und im Nucleus caudatus sowie im Thalamus, dem Versagen eines adäquaten Eisentransports über die Blut-Hirn-Schranke und einem Anstieg des striatalen Dopamins aus, welches ein deutliches zirkadianes Aktivitätsmuster aufweist, das am Abend und in der Nacht ab- und am Morgen zunimmt. Während tagsüber die postsynaptische Anpassung an eine erhöhte Dopaminstimulation ausreicht, kann sie abends unter niedrigeren Dopaminwerten überkompensieren und somit trotz des allgemeinen Dopaminanstiegs zu einem relativen Dopamin-Defizit in den Abend- und Nachtstunden führen (Allen, 2015).

Periodic limb movements in sleep (PLMS)

Es handelt sich um unwillkürliche Phänomene stereotyper Bewegungen der Gliedmaßen im Schlaf, die sich periodisch wiederholen (Stefani & Högl, 2019). Häufig sind die unteren Extremitäten betroffen, wobei immer wieder von einer typischen Dorsalflexion der Zehen oder auch seltener der Fuß-, Knie- oder Hüftgelenke berichtet wird, die dem spinalen Flexionsreflex (Babinski-Zeichen) ähnelt. Eine Beteiligung der oberen Gliedmaßen oder anderer Körperteile ist viel seltener (Chokroverty, 2017).

Die Prävalenz von PLMS in der erwachsenen Bevölkerung wird zwischen 4 und 11 % und zwischen 5 und 8 % in der pädiatrischen Bevölkerung angegeben (Hornyak et al., 2006).

80 % der Patienten mit RLS-Symptomen weisen auch PLMS auf (Montplaisir et al., 1997), während nur bei einem geringem Prozentsatz der Patienten mit PLMS auch ein komorbides RLS festgestellt wurde (Scofield et al., 2008). Häufige Komorbiditäten eines PLMS sind andere Schlafstörungen und Erkrankungen, wie Herz-Kreislauf-, Leber- und Nierenerkrankungen, Alkoholabhängigkeit, Syringomyelie, Diabetes mellitus oder Migräne (Tiseo et al., 2020; Figorilli et al., 2017). Sie können durch Medikamente und psychoaktive Substanzen wie Antidepressiva und Lithium ausgelöst oder verstärkt werden (Kolla et al., 2018) und nehmen mit zunehmendem Alter häufig zu, auch wenn keine Schlafstörung als Begleiterkrankung vorliegt (Drakatos et al., 2021).

Während das RLS eine klinische Diagnose darstellt, muss die Diagnose der schlafgebundenen periodischen Extremitätenbewegungen (PLMS) mittels PSG gestellt werden. Zusätzlich weisen PLMS eine häufige Assoziation mit schlafbezogenen Atmungsstörungen auf.

Bruxismus

Der Bruxismus wird zu den Bewegungsstörungen gezählt und ist durch eine wiederholte Aktivität der Kiefermuskulatur gekennzeichnet, die sich durch Kieferpressen und Zähneknirschen äußert. Es gibt zwei verschiedene zirkadiane Phänotypen: den Schlafbruxismus (SB) und den Wachbruxismus. Während die Pathophysiologie noch nicht eindeutig geklärt ist, gehen aktuelle Theorien von einer zentralen Regulierung bestimmter pathophysiologischer oder psychologischer Signalwege mit einer Dysfunktion der Basalganglien aus und sehen die Ursache in einer Kombination aus genetischen, epigenetischen und umweltbedingten Faktoren. Verbindungen bestehen zu Syndromen, die Stereotypien und kognitive Beeinträchtigungen kombinieren, wie das Rett-Syndrom (97 %), die Trisomie 21 (42 %) und Störungen des autistischen Spektrums (32 %) (Čalić & Peterlin, 2015; Ella et al., 2017).

Schlafbezogene rhythmische Bewegungsstörung im Schlaf

PMLS dürfen nomenklatorisch nicht mit an den Schlaf gebundenen rhythmischen Bewegungen verwechselt werden, welche vorwiegend bei Kleinkindern in der Einschlafphase auftreten. Sie zeigen sich in einem rhythmischen Schlagen des Kopfes auf die Unterlage (Jactatio capitis), Hin- und Herrollen des Kopfes und auch in rhythmisch-repetitiven rollenden oder schaukelnden Körperbewegungen. Sie treten aus dem Schlaf heraus, oft zu Beginn des Schlafs auf. Rhythmische Bewegungen können durch andere Schlafstörungen verstärkt und insbesondere durch Schlafapnoen getriggert werden (Mayer et al., 2007). Schlafgebundene rhythmische Bewegungen können gehäuft bei Menschen mit intellektueller Entwicklungsstörung und, bei Überwiegen des männlichen Geschlechts, bis ins Erwachsenenalter persistieren (Newell et al., 1999; Mayer et al., 2007).

Gutartiger Schlafmyoklonus im Kindesalter

Die in dieser Gruppe erwähnten myoklonischen Phänomene bedürfen teilweise, insbesondere bei Patienten mit Epilepsien bzw. epileptischen Anfällen in der Vorgeschichte, einer Differenzierung gegenüber epileptischen Myoklonien.

Einschlafmyoklonien, die keinerlei pathologische Bedeutung haben, jedoch durch Schlafentzug, Stress und Koffein getriggert oder verstärkt werden, sind kurze Zuckungen am Übergang vom Wachen zum Schlaf. Sie sind häufig mit dem Gefühl, in die Tiefe zu fallen, verbunden (Thorpy, 2012; Walters, 2007). Als Hypnagoger Fußtremor werden in der Einschlafphase oder im Leichtschlaf auftretende, wiederholte, ein- oder beidseitige myoklonieartige Fußbewegungen bezeichnet (Thorpy, 2012).

Der propriospinale Myoklonus (PSM) ist ein weniger häufig auftretendes Phänomen mit irregulären myoklonischen Bewegungen im Bereich der Extremitäten, des Nackens sowie der Brust- und vor allem der Bauchwand, das meist im mittleren Lebensalter auftritt. Männer sind häufiger betroffen als Frauen. Der PSM kann spontan oder durch Stimuli ausgelöst (akustisch, taktil) auftreten, verstärkt in liegender Position sowie im Wach-Schlaf-Übergang. Die jeweils 200 ms bis 2 s auftretenden Zuckungen können sich dabei in periodischer Folge über viele Minuten wiederholen. Sie werden durch den Schlaf gehemmt. Teilweise lassen sich zervikale oder thorakale Rückenmarkläsionen (z. B. durch degenerative Veränderungen der Halswirbelsäule) finden. Von einem spinalen Generator breitet sich die zu Myoklonien führende Aktivität über langsame, sog. propriospinale Bahnen nach rostral und kaudal aus. Der PSM gewinnt dann klinische Bedeutung, wenn er zu Einschlafstörungen führt, auch wenn keine nachweisbare Rückenmarksläsion vorliegt (Shneerson, 2011; Roze et al., 2009; Vetrugno et al., 2001).

Exzessiver fragmentierter Myoklonus werden Zuckungen ohne nennenswerten Bewegungseffekt im Bereich der kleinen Muskeln von Händen, Füßen und der Mundwinkel genannt. Sie sind in der Regel nur elektromyografisch fassbar und besitzen meist keinen Krankheitswert. Sie zeigen eine hohe Korrelation zu schlafbezogenen Atemstörungen (Thorpy, 2012; Frauscher et al., 2011).

3.6 Parasomnien

Parasomnien sind heterogene klinische Manifestationen, die auf unterschiedliche pathophysiologische Mechanismen zurückzuführen sind, unterschiedliche Verlaufsprofile aufweisen und unterschiedlich behandelt werden. Das ICSD definiert Parasomnien als physische Ereignisse oder unangenehme Erfahrungen, die beim Einschlafen oder während des Schlafs auftreten.

Non-REM-Parasomnien

Typisch für Parasomnien aus dem Non-REM-Schlaf sind das schreckhafte unvollständige Erwachen, Verwirrung, teilweise mit Umherwandern und starker Erregung. Sie treten im Allgemeinen aus dem Tiefschlaf (N3) auf mit Ausnahme der schlafbezogenen Essstörung, die in allen Stadien des Non-REM-Schlafs auftreten kann.

Für das jeweilige Ereignis besteht eine teilweise oder vollständige Amnesie. Unterteilt werden Non-REM-Parasomnien in verwirrtes Erwachen, Schlafwandeln, Pavor nocturnus, Sexosomnie, Störungen der Nahrungsaufnahme im Schlaf und parasomnische Erstickungsgefühle (ICSD-3) (Thorpy, 2012; Gulyani, 2013).

Die Non-REM-assoziierten Parasomnien treten häufiger bei Kindern als bei Erwachsenen auf, vorwiegend im ersten Drittel der Nacht, etwa eine Stunde nach dem Einschlafen, wenn tiefere Non-REM-Stadien ausgeprägter sind. Eine hohe genetische Prädisposition konnte vor allem für Schlafwandeln und Schlafterror gezeigt werden (Petit et al., 2015).

Getriggert werden Non-REM-Parasomnien durch Faktoren, die entweder die Tiefe oder die Dauer der Non-REM-Schlafphasen vergrößern: Schlafentzug oder sedierend wirksame Medikamente, Umgebungsfaktoren (z. B. Lärm), andere Schlafstörungen (obstruktives Schlafapnoe-Syndrom oder periodische Extremitätenbewegungen), Schmerzen und auch Infekte/Fieber (Gulyani et al., 2013; Shneerson, 2011).

Zu den Störungen der Arousals aus dem Non-REM-Schlaf, die häufig v.a. bei Kindern amnestiert werden, zählen die Schlaftrunkenheit, das Schlafwandeln (Somnambulismus) und der Pavor nocturnus (Thorpy, 2012). Bei der Schlaftrunkenheit, die mehrere Minuten betragen kann, wirken die Betroffenen desorientiert, reagieren unangemessen auf Fragen oder Aufforderungen und können sich auch abwehrend auf Begrenzung zeigen (Shneerson, 2011). Bei Episoden des Somnambulismus erkennen die Betroffenen in aller Regel andere Personen nicht, wirken in ihren Bewegungen unbeholfen, können aber einfachen Aufforderungen folgen oder auch Antwort geben und selten differenzierte Handlungen ausführen (Gulyani et al., 2013; Shneerson, 2011). Am dramatischsten laufen Episoden des Pavor nocturnus ab mit intensiver Angst, ausgeprägter vegetativer Symptomatik und Schreien, aber auch suchenden oder abwehrenden Bewegungen. Pavor nocturnus und Schlafwandeln treten häufig gemeinsam bei einer Person auf (Thorpy, 2012; Shneerson, 2011).

Der Höhepunkt der Prävalenz wurde im Alter von 1,5 Jahren für Pavor nocturnus und im Alter von 10 Jahren für Schlafwandeln beobachtet. Bis zu einem Drittel der Kinder, bei denen Pavor nocturnus in der frühen Kindheit beachtet wurde, entwickelten in der späteren Kindheit Episoden von Schlafwandeln. Aufgrund der starken familiären Häufung der beiden Parasomnien werden das Schlafwandeln und der Pavor nocturnus als zwei Erscheinungsformen derselben pathophysiologischen Einheit vermutet (Petit et al., 2015).

REM-Schlaf-Parasomnien

Bei der REM-Schlaf-Verhaltensstörung kommt es zu sich wiederholenden Episoden schlafbezogener Vokalisation oder sogar komplexer motorischer Verhaltensweisen, da die den REM-Schlaf sonst kennzeichnende Atonie pathologisch aufgehoben ist. Es handelt sich um einer Störung der normalerweise im Traumschlaf eintretenden Hemmung von Motoneuronen im Hirnstamm und Rückenmark, welche von ponto-medullären Kerngebieten ausgeht (Boeve et al., 2007). Dadurch kommt es zu einem heftigen Ausagieren von dann meist intensiven, unangenehmen Aggressionen und Gewalt thematisierenden Träumen mit entsprechender Verletzungsgefahr. Alpha-Synucleinopathien werden als Auslöser diskutiert. REM-Schlaf-assoziierte Verhaltensstörungen können verbunden mit neurodegenerativen Erkrankungen wie dem Morbus Parkinson oder der Lewy-Body-Demenz, aber auch im Rahmen zahlreicher anderer neurologischer Erkrankungen auftreten (Gulyani et al., 2013; Boeve et al., 2007). Akute, vorübergehende Formen dieser Störung können durch das Absetzen/den Entzug von REM-Schlaf-supprimierenden Substanzen (z. B. Antidepressiva, Barbiturate, Alkohol) induziert werden (Gulyani et al., 2013; Shneerson, 2011).

Heftige Arousal-Reaktionen, wie zum Beispiel beim obstruktiven Schlafapnoe-Syndrom, können eine REM-Schlaf-assoziierte Verhaltensstörung imitieren (Gulyani et al., 2013).

Die REM-Schlaf-assoziierte Verhaltensstörung tritt häufig gleichzeitig mit der Narkolepsie auf oder auch in Verbindung mit periodischen Extremitätenbewegungen (PLMS) oder anderen Schlafstörungen (Gulyani et al., 2013; Thorpy, 2012; Shneerson, 2011).

Auch die Albtaum-Störung mit häufigem Erwachen durch intensive, belastende Träume und die Störung der rezidivierenden Schlaflähmungen, die häufig von Halluzinationen begleitet sind, zählen zu den REM-Schlaf-Parasomnien (Thorpy, 2012; Levin & Fireman, 2002; Sharpless & Barber, 2011).

Parasomnien, welche jedoch nicht ausschließlich auf den REM-Schlaf beschränkt sind, sind die schlafgebundene dissoziative Störung, das Einnässen im Schlaf, das Syndrom des explodierenden Kopfes und schlafassoziierte Halluzinationen (Thorpy, 2012).

4 Den Schlaf beeinflussende Komorbiditäten bei intellektueller Entwicklungsstörung

Menschen mit intellektueller Entwicklungsstörung sind mit zahlreichen Risiken behaftet, bestimmte zusätzliche Erkrankungen zu entwickeln bzw. von weiteren Behinderungen bzw. Entwicklungsstörungen betroffen zu sein, die ihrerseits das Auftreten von Schlafstörungen begünstigen. Auch zeigen zahlreiche genetische Syndrome, welche mit intellektueller Entwicklungsstörung assoziiert sind, eine besondere Anfälligkeit für die Entwicklung unterschiedlicher Schlafstörungen.

Infolge typischer Komorbiditäten, aber auch aufgrund von unmittelbar syndrombezogenen Auswirkungen auf den Schlaf können zahlreichen genetischen Syndromen und Gehirnentwicklungsstörungen charakteristische Störungen des Schlafs zugeordnet werden.

Die hier angeführten Entitäten sind natürlich nur eine Auswahl aus einer großen Zahl von mit geistiger Behinderung vergesellschafteten Syndromen, bei denen die verschiedensten Schlafstörungen zu beobachten sind.

Die in diesem Abschnitt dargestellten, meist nicht voneinander unabhängigen Einflussgrößen wirken sich bei Menschen mit geistiger Behinderung in unterschiedlicher Weise auf das Schlafverhalten aus, wobei auch immer der Einfluss der geistigen Behinderung selbst und der mit ihr verbundenen psychischen und Umgebungsfaktoren zu beachten sind. In erster Linie ist aber die individuelle Situation der einzelnen Person, die von einer Schlafstörung betroffen ist oder betroffen sein könnte, in den Mittelpunkt der diagnostischen und therapeutischen Überlegungen zu stellen.

4.1 Angelmann-Syndrom (AS)

Angaben zur Prävalenz von Schlafstörungen bei AS variieren stark und werden mit 20 bis 80 % angegeben. Während sie in der frühen Kindheit (2. bis 6. Lebensjahr) am schwersten ausgeprägt scheinen, treten sie in der späten Kindheit weniger häufig auf oder verschwinden ganz (Pelc et al., 2008; Stores & Wiggs, 2001; Sandanam et al., 1997). Zu den untersuchten Schlafstörungen bei Menschen mit AS gehören Einschlaf-, Durchschlafstörungen, eine verkürzte Gesamtschlafzeit, zirkadiane Rhythmusstörungen, schlafassoziierte Bewegungsstörungen, Einnässen, Bruxismus, Schlafterror, Schlafwandeln, Schlaflähmung, übermäßige Tagesmüdigkeit und schlafbezogene Atembeschwerden (Miano et al., 2005; Bruni et al., 2004). Mit 80 % am häufigsten wurde nächtliches Erwachen beobachtet. Elternbefragungen zufolge wachten 62 % der Kinder im Alter von 2 bis 14 Jahren mehr als zweimal pro Nacht auf (Bruni et al., 2004). Auch wurden von den Eltern vermehrt nächtliche Bewegungsstörungen beobachtet. In kleinen Patientenkollektiven zeigte sich ein erhöhtes Risikos für das Auftreten von zentralen und obstruktiven Schlafapnoen, welches zusätzlich anstieg, wenn gleichzeitig eine Epilepsie vorlag (Miano et al., 2005).

Einschlafstörungen bzw. Schwierigkeiten, Kinder mit AS zum Schlafen zu bringen, sowie unstabile und sehr variable Schlaf-Wach-Rhythmen werden häufig beobachtet. Schlafstörungen gehen in vielen Fällen beim AS nicht mit einer vermehrten Tagesmüdigkeit/-schläfrigkeit einher. Immer wieder wird berichtet, dass solche Störungen des Schlafs beim AS periodisch oder periodisch verstärkt auftreten, mit dazwischenliegenden Phasen, in denen der Schlaf weniger oder nicht beeinträchtigt ist (Pelc et al., 2008). Polysomnografisch konnten eine Verkürzung des REM-Schlafs und eine Verlängerung des Non-REM-Schlafs gezeigt werden; Veränderungen, die auch bei intellektueller Entwicklungsstörung anderer Ursachen gefunden werden (Dan &

Boyd, 2003). Da Epilepsien und epileptische Anfälle beim AS, insbesondere im Kindesalter, sehr häufig vorkommen, war es von Interesse, inwieweit sich iktale Ereignisse bei diesem Syndrom auf die Schlafparameter auswirken. Es fand sich eine signifikante Korrelation zwischen dem Vorhandensein einer Epilepsie, insbesondere mit multiplen/fokalen Anfallstypen, und Einschlafstörungen, erhöhter Empfindlichkeit gegenüber der Schlafumgebung sowie vermindertem Schlafbedürfnis (Conant et al., 2009). An den Schlaf gebundene rhythmische Bewegungen sind bei Personen mit AS vermutlich nicht häufiger als bei Personen ohne Entwicklungsstörungen, scheinen aber über das Kleinkindalter hinaus länger zu persistieren (Pelc et al., 2008).

Bei Patienten mit AS wurden zu Kontrollgruppen verminderte nächtliche Serum-Melatoninspiegel gemessen (Takaesu et al., 2012). Therapeutisch kommen vor allem verhaltensmodulierende Therapien für Kinder und Eltern zum Einsatz, pharmakologisch gibt es aufgrund des erniedrigten nächtlichen Serum-Melatoninspiegels Ansätze, exogenes Melatonin zu verabreichen. Die Ergebnisse sind jedoch uneinheitlich, sowohl im Effekt als auch in den benötigten Dosen. Während in Studien mit Kindern 0,3 mg effektiv die Schlaflatenz und das nächtliche Erwachen limitierten, ergaben Studien bei Erwachsenen positive Effekte erst bei hohen Dosen (9 mg) (Pelc et al., 2008). Ascoli beschreibt eine Verbesserung der Schlafqualität unter Behandlung mit Melatonin oder Mirtazapin (Ascoli et al., 2022).

4.2 Rett-Syndrom

Unter den diagnostischen Nebenkriterien des Rett-Syndroms bzw. des atypischen Rett-Syndroms wird ein »gestörtes Schlafmuster« aufgeführt (Neul et al., 2010; Hagberg et al., 2002; Zhang & Spruyt, 2022). Polysomnografische Untersuchungen bei Mädchen/Frauen mit Rett-Syndrom zeigten vermehrte Schlafstadien-Wechsel und Aufwachepisoden sowie vermehrte Tiefschlaf- und verminderte REM-Schlaf-Anteile, ein abnormes Auftreten von REM-Schlaf-typischen Muskelatonien im Non-REM-Schlaf und eine atypische relative Zunahme von REM-Schlaf-Anteilen mit zunehmendem Alter (Carotenuto et al., 2013; Nomura, 2001; Nomura et al., 1985). Neuere Studien bestätigten die früheren Ergebnisse mit einer verkürzten Gesamtschlafzeit, einem erhöhtem Stadium N3 und verringertem REM-Schlafanteil und einer beeinträchtigten Schlafkontinuität. Die bereits im Wachzustand auffälligen Atemstörungen zeigten sich auch im Schlaf mit einem vermehrten Auftreten von zentralen Apnoen, welche vermutlich schon in jungen Jahren problematisch sein können (Zhang & Spruyt, 2022).

Periodische Extremitätenbewegungen im Schlaf traten beim Rett-Syndrom häufiger als bei gesunden Kontrollpersonen auf (Carotenuto et al., 2013; d'Orsi et al., 2009).

In einer großen, populationsbezogenen Studie an 237 Personen mit Rett-Syndrom fanden sich bei 50 bis 60 % der Untersuchten nächtliche Lachepisoden und schlafgebundener Bruxismus; nächtliches Schreien wurde in 36 % der Fälle berichtet und häufiges Einschlafen (»napping«) während des Tages in 77 % der Fälle. Nächtliches Lachen nahm mit zunehmendem Alter ab, während Tagesschläfrigkeit altersabhängig zunahm (Young et al., 2007).

4.3 Tuberöser Sklerose-Komplex (TSC; engl.: »tuberous sclerosis complex«)

Die Tuberöse Sklerose ist ein genetisch bedingtes sog. neurokutanes Syndrom, das zahlreiche Organsysteme betrifft. Sehr viele Personen mit TSC weisen eine geistige Behinderung (überwiegend schwerer Ausprägung), eine Epilepsie und eine Störung des autistischen Spektrums auf (Martin, 2013). Bei Kindern mit TSC traten in einer von Hunt (1994) untersuchten Gruppe in ca. 60 % Schlafstörungen und in der Studie von Webb und Mitarbeitern (1996) bei 11 von 26 Kindern unter 14 Jahren schwere Schlafstörungen auf. Es werden vor allem Einschlafstörungen, Schlafwandeln und Früherwachen beschrieben. Es konnte ein deutlicher Zusammenhang der Schlafstörungen mit schwerer geistiger Behinderung, schlechter Anfallssituation und Problemverhalten festgestellt werden (Hunt & Stores, 1994). Polysomnografische Untersuchungen an einer kleinen Gruppe von Kindern mit TSC zeigten im Vergleich zu gesunden Altersgleichen verkürzte Gesamtschlafzeiten, verminderte Schlafeffizienz, häufigeres Aufwachen und verminderten REM-Schlaf (Bruni et al., 1995). Für Erwachsene mit TSC gibt es kaum Daten zu Schlafstörungen. In einer Befragung von 36 Personen mit TSC über 18 Jahre gaben 11 Patienten Schlafstörungen an, davon 8 typische Symptome einer Insomnie, 5 solche eines Restless-Legs-Syndroms und 2 eines obstruktiven Schlafapnoe-Syndroms. Insomnien korrelierten mit dem Vorhandensein einer Epilepsie bzw. gestörter Schlaf mit depressiver und Angstsymptomatik (van Eeghen et al., 2011).

4.4 Trisomie 21

Ein erhöhter Anteil von Tiefschlaf bei gleichzeitig verminderter Schlafeffizienz und ein geringerer Anteil von REM-Schlaf am Gesamtschlaf, verglichen mit gesunden Kontrollgruppen, sowie das Vorliegen von zentralen und obstruktiven Schlafapnoen zeichnet den Schlaf von Menschen mit Trisomie 21 aus.

Bei Personen mit Trisomie 21 kommt es zu anatomischen Besonderheiten im Bereich der oberen Atemwege, die die Ausbildung eines obstruktiven Schlafapnoe-Syndroms begünstigen. Hierzu gehören ein kleines Mittelgesicht, enge Nasenhöhlen und ein kleiner Unterkiefer, eine, zumindest relativ, große, nach hinten verlagerte Zunge, ein kurzer, oft adipöser Hals, eine Hypotonie der Zungen-Schlund-Muskulatur sowie ein geringer Durchmesser der subglottischen Trachea. Zusätzlich kommen vergrößerte Gaumen- und Rachenmandeln häufig vor (Shott, 2006; Clarke, 2005; R. Stores, 2001). Auch gibt es Hinweise darauf, dass bei der Trisomie 21 neben obstruktiven auch zentrale Schlafapnoen gehäuft auftreten, ebenso wie Lungenhypoplasien, die Hypoventilationen bedingen können (R. Stores, 2001; Ferri, 1997; Cooney & Thurlbeck, 1982). Bereits bei jungen Kindern mit Trisomie 21 wird häufig eine schlafbezogene Hypoventilation beobachtet (Fan et al., 2017), welche frühzeitig, bereits in den ersten Lebensmonaten einer entsprechenden Therapie zugeführt werden sollte (Bull & Committee on Genetics, 2011). Beobachtungen der Eltern allein korrelieren in diesem Alter meist nur wenig mit den objektiven Daten der Polysomnografie.

Während zentrale Apnoen häufiger bei Säuglingen und Kleinkindern beobachtet werden, treten obstruktive Apnoen mit zunehmendem Alter häufiger auf. Zwischen 50 und 80 % der Kinder mit Trisomie 21 können von einer obstruktiven Schlafapnoe betroffen sein (Dosier et al., 2017). Neben den typischen respiratorischen Symptomen wie erschwerte Atmung, Schnarchen, Atempausen im Schlaf zählen auch ein unruhiger Schlaf mit häufigem Aufwachen, eine vermehrte Tagesmüdigkeit und Verhaltensstörungen zu den bei Trisomie 21 häufig bestehenden Schlafstörungen (Bull & Committee on Genetics, 2011).

Das Risiko für Personen mit Trisomie 21, an einem schweren obstruktiven Apnoesyndrom zu erkranken, steigt mit Komorbiditäten wie Hypothyreose oder Herzanomalien (Maris et al., 2017). Die wichtigsten Behandlungsmöglichkeiten für OSA bei Personen mit Trisomie 21 sind die kontinuierliche positive Atemwegsdrucktherapie (CPAP), chirurgische Eingriffe und eine effiziente Gewichtskontrolle (Santos et al., 2022).

34 Kinder, die von einer Trisomie 21 und einer schweren OSA betroffen waren, ohne begleitende Adipositas, wurden einer operativen Behandlung der Atemwege (Adeno-Tonsillektomie)

unterzogen. Postoperativ zeigte sich zwar eine Verringerung des Schweregrades der OSA und bei einem kleinen Teil (17 %) eine Heilung, jedoch persistierte bei fast der Hälfte der Kinder die OSA postoperativ und bei einem Viertel der Kinder kam es sogar postoperativ zu einer Verschlechterung der OSA (Maris et al., 2017).

Elternbefragungen ergaben Schlafprobleme bei bis zu 65 % der Kinder mit Trisomie 21 im Schulalter, deutlich häufiger als bei Kindern mit typischer Entwicklung. Bis zu über 90 % der Kinder mit Trisomie 21 sind von SAS betroffen, verglichen mit 1 bis 5 % in der allgemeinen pädiatrischen Bevölkerung. Gefürchtet sind vor allem die negativen Auswirkungen auf die kognitive Entwicklung der Kinder, das Tagesverhalten und auf das Herz-Kreislauf-System, welches bei Menschen mit Trisomie 21 häufig Fehlbildungen aufweist (Hoffmire et al., 2014).

Auch bei Trisomie 21 ist es möglich, dass Apnoen Arousalstörungen (Schlaftrunkenheit, Schlafwandeln und Pavor nocturnus) triggern und auch Störungen wie Bruxismus oder nächtliches Einnässen (Stores & Stores, 2012). Unklar ist, ob eine bei Personen mit Trisomie 21 häufiger beobachtete eigenartige Schlafposition (Schneidersitz, Oberkörper weit nach vorne gebeugt und Auflegen des Kopfes auf der Matratze) einen protektiven Effekt hinsichtlich Apnoen hat oder ob diese Schlafpositionen in die Nähe der Parasomnien zu rücken sind (Senthilvel & Krishna, 2011). Andere Störungen des Schlafs, der Schlafqualität und der Schlafdauer können bei der Trisomie 21 als Folge von gastroösophagealem Reflux, Schilddrüsendysfunktionen, Sinnesstörungen, Schmerzen im Bereich des Bewegungsapparates, Allergien oder auch juckenden Hauterkrankungen oder als Begleitsymptom psychischer Störungen oder Epilepsien auftreten. Bei erwachsenen Personen mit Trisomie 21 können Insomnien bzw. Störungen des Schlaf-Wach-Rhythmus insbesondere auch im Zusammenhang mit einer Demenz beobachtet werden (Maaskant et al., 2013; Stores & Stores, 2012).

Einschlafstörungen und nächtliches Erwachen ohne spezifische Ursache oder Zuordnung werden bei Trisomie 21 besonders im Kindesalter, aber auch noch bis in das Erwachsenenalter hinein häufig beobachtet, jedoch wahrscheinlich nicht häufiger als in der Gesamtgruppe von Menschen mit intellektueller Entwicklungsstörung (Stores, 2001a).

4.5 Smith-Magenis-Syndrom (SMS)

Schlafstörungen bei Patienten mit SMS umfassen eine Hypersomnolenz bereits im Säuglingsalter, Einschlaf- und Durchschlafstörungen mit wiederholten nächtlichen Wachphasen sowie Tagessymptome mit Schläfrigkeit, insbesondere am Ende des Tages. Zudem können Verhaltensstörungen mit Wutausbrüchen auftreten. Objektive Studien weisen auf eine Schlafphasenvorverlagerung mit verlängerten nächtlichen Wachperioden, eine verringerte Gesamtschlafdauer und Hyperaktivität hin (Rinaldi et al., 2022). Verantwortlich scheint eine Störungen des zirkadianen Rhythmus der Melatoninsekretion zu sein, während bei den meisten Menschen mit SMS – im Gegensatz zum physiologischen Modell, bei dem die Melatoninsekretion durch Lichtreize tagsüber blockiert ist – erhöhte Melatoninspiegel im Speichel der Patienten während des Tages zu finden sind. Dabei handelt es sich entweder um eine Umkehrung der Melatoninsekretion oder um eine Phasenverschiebung der Sekretion von Melatonin. Die verantwortliche genetische Störung ist die Haploinsuffizienz des RAI1-Gens. Diese kann, muss jedoch nicht in die Deletion bei SMS einbezogen sein.

Ziel der medikamentösen Behandlung ist die Wiederherstellung des zirkadianen Rhythmus. Hierzu wurde die abendliche Verabreichung von exogenem Melatonin, zur Förderung des Einschlafens, mit der morgendlichen Gabe von beta-adrenergen Antagonisten, zur Blockierung der endogenen Melatoninausschüttung am Tag, kombiniert (De Leersnyder et al., 2001).

4.6 Prader-Willi-Syndrom (PWS)

Menschen mit dem PWS weisen unterschiedliche Schlafprobleme auf, darunter schlafbezogene Atmungsstörungen, Schnarchen und übermäßig häufig eine exzessive Tagesschläfrigkeit (EDS). Etwa 60 bis 80 % der PWS-Patienten berichten von EDS, die mit dem Alter zunehmen kann. Obstruktive Schlafapnoe ist zwar bei PWS häufig, kann aber allein die EDS nicht erklären, und eine wahrscheinliche Mitwirkung von Hypothalamus-Dysfunktion an den Symptomen wird diskutiert. Der Schlafbeginn ist bei PWS-Patienten schneller und eine übermäßige Tagesschläfrigkeit scheint im Vergleich zu anderen Gruppen mit intellektuellen Beeinträchtigungen ausgeprägter zu sein (Dosier et al., 2017).

Schwere Atmungsstörungen treten vor allem aufgrund einer gestörten Atemkontrolle und veränderter Lungenmechanik, aufgrund von Hypotonie, Atemmuskelschwäche, Skoliose und Adipositas auf. Erwachsene mit PWS leiden häufig unter einem Schlafapnoe-Syndrom, Schlafhypoxämie und Schlafhypoventilation. Falls eine übermäßige Tagesschläfrigkeit trotz Kontrolle der Atemstörung besteht, sollte die Gruppe der zentralen Hypersomnolenzen diagnostisch Beachtung finden. Die Verwendung von Modafinil und Pitolisant wird diskutiert (Dodet et al., 2022). Weitere Studien zeigen eine hohe Prävalenz von obstruktiver Schlafapnoe (OSA) und Narkolepsie bei Kindern mit PWS. Adenotonsillektomie verbessert die OSA, aber in vielen Fällen bleibt eine residuelle OSA bestehen (Sedky et al., 2014).

4.7 Gehirnfehlbildungen

Bei Holoprosenzephalien, Fehlbildungen des Gehirns mit einer mehr oder weniger stark ausgeprägten Störung in der Teilung des Prosencephalons in zwei Gehirnhälften, kommt es neben einer geistigen Behinderung, epileptischen Anfällen und motorischen

Störungen (Cerebralparesen) auch häufig zu einem gestörtem Schlaf. Holoprosenzephalien kommen bei etwa einem von 250 Embryonen und bei etwa einer von 10000 Geburten vor (Orioli & Castilla, 2010; Matsunaga & Shiota, 1977). Ein verminderter Schlaf-Wach-Rhythmus, einschließlich einer Tag-Nacht-Umkehr, scheint bei Holoprosenzephalien häufig zu sein, ebenso ein fragmentierter Schlaf sowie ein vermindertes, aber auch ein vermehrtes Schlafbedürfnis (Levey et al., 2010).

5 Epilepsien

Zwischen Epilepsien und Schlaf besteht ein reziproker Zusammenhang. Während Schlafstörungen bei Epilepsiepatienten sehr häufig sind, spielt der Tiefschlaf eine große Rolle bei der Entstehung von Anfällen, ebenso erhöht ein Schlafdefizit die Anfallswahrscheinlichkeit und epilepsietypische Potenziale (ETP) lassen sich vor allem im Schlaf EEG nachweisen.

Schlafgebundene Epilepsieformen sind die schlafgebundene hypermotorische Epilepsie und die Epilepsie mit zentro-temporalen Spikes (benigne Rolando-Epilepsie).

Eine Verschlechterung der epilepsietypischen Symptome im Schlaf zeigt sich beim Landau-Kleffner-Syndrom, beim West-Syndrom und beim Lennox-Gastaut-Syndrom.

Anfälle in der Aufwachphase sind häufig bei der juvenilen Myoklonusepilepsie und der Epilepsie mit isolierten bilateral-tonisch-klonischen Anfällen (Aufwach Epilepsien).

5.1 Einfluss der Schlafstadien auf die Epileptogenese

Epilepsietypische Potenziale im EEG und auch epileptische Anfälle selbst sind allgemein insofern vom Schlaf-Wach-Rhythmus abhängig, als sie durch Non-REM-Schlaf stärker aktiviert werden als im Wachzustand und im REM-Schlaf stärker gehemmt werden als im Non-REM-Schlaf (Parrino et al., 2012; Grigg-Damberger

& Foldvary-Schaefer, 2021). Während interiktale epilepsietypische Aktivität im EEG des Non-REM-Schlafs mit zunehmender Schlaftiefe zunimmt, treten die meisten schlafgebundenen Anfälle aus leichten Schlafphasen, insbesondere aus dem Non-REM-Stadium 2 auf (Sinha et al., 2006; Minecan et al., 2002; Herman et al., 2001).

5.2 Schlafgebundene Anfälle

Mehrere Epilepsiesyndrome, für die schlafassoziierten Anfälle charakterisierend sind, sind mit intellektuellen Entwicklungsstörungen verbunden. Dies trifft insbesondere für das Dravet-Syndrom (severe myoclonic epilepsy in infancy, SMEI) zu. Bei diesem Syndrom werden vor allem bilateral-tonisch-klinische Anfälle, zumindest im Verlauf vorübergehend, vorwiegend oder ausschließlich aus dem Schlaf heraus beobachtet (Genton et al., 2011). Auch beim Lennox-Gastaut-Syndrom (LGS) sind schlafassoziierte Anfälle, die besonders zu Beginn des Schlafs, im Non-REM-Schlaf, auftreten, häufig und auch noch im Erwachsenenalter zu beobachten. Dabei treten vor allem tonische Anfälle auf, die oftmals sehr mild, unter Umständen nur mit einer Blickdeviation nach oben ablaufen und zur Serienbildung neigen. Runs of Rapid Spikes mit tonischen Anfälle im Schlaf sind wahrscheinlich das einzige elektrophysiologische Korrelat, das die Existenz des LGS rechtfertigt (Camfield, 2011; Ferlazzo et al., 2010; Tassinari & Ambrosetto, 1988; Gastaut et al., 1974). Etwa 80 % aller Epilepsien, bei denen Anfälle nur schlafgebunden auftreten, sind fokale Epilepsien (Yaqub et al., 1997). Besonders Frontallappenepilepsien bzw. Anfälle mit frontaler Semiologie (kurze Dauer, abrupt beginnend und endend, teilweise mit »wilden«, weit ausgreifenden Bewegungen und Lautgebung, Neigung zur Serienbildung) ereignen sich häufig aus dem Schlaf heraus (Williamson et al., 1985). Besonders hier ist die Differenzierung gegenüber Non-REM-Parasomien und gegenüber nächtlichen Panikattacken zu treffen (Derry, 2011; Vendrame & Kothare, 2011).

Anfälle während des Schlafs führen zu einer Weckreaktion, einer Unterbrechung des Schlafs und einer Veränderung der Schlafarchitektur. So wurde beim LGS eine Verminderung von REM-Schlaf und Non-REM-Stadium 2 sowie eine Zunahme von Non-REM-Stadium 3 gefunden (Eisensehr et al., 2001). Allgemein ist eine Verminderung der REM-Schlafdauer in Nächten mit Anfällen der häufigste Befund. Es zeigen sich durchaus aber auch Veränderungen während des Nachtschlafs, denen Anfälle aus dem Wachzustand während des Tages folgen (Derry & Duncan, 2013; Bazil et al., 2000).

5.3 Wirkung von anfallssupprimierenden Medikamenten (ASM) auf den Schlaf

Obwohl anfallssupprimierende Substanzen in bestimmten Fällen die Schlafarchitektur normalisieren können, neigen sie dazu, selbst eine Wirkung auf den Schlaf zu haben, die entweder positiv oder negativ sein kann. Bei etlichen ASM sind sowohl sedierende als auch zu Schlafstörungen führende Wirkungen beschrieben. Im klinischen Alltag haben sich aber für einzelne Substanzen vornehmlich Effekte in die eine oder andere Richtung herauskristallisiert. So ist unter Behandlung mit Lamotrigin, Levetriacetam oder Felbamat eher mit dem Auftreten von Insomnien zu rechnen, während Phenobarbital, Gabapentin, Pregabalin oder Perampanel eher eine schlafanstoßende Wirkung aufweisen. Einen Überblick über mögliche Wirkungen verschiedener ASM auf Schlafarchitektur und Schlafqualität gibt Tabelle 7.

Tabelle 7: Wirkung von ASM auf den Schlaf

	Aufwachen/ Arousals	Schlaf-effizienz	Schlaflatenz	Non-REM-Stadium I	Non-REM-Stadium II	Non-REM-Stadium III	REM
Phenobarbital	-	+	-	n	+	0	-
Phenytoin	+	0	-	+	+	-	-
*Carbamazepin	-	+	n	+	n	+	-
Valproat	0	0	0	0/+	0/-	0	0
Lamotrigin	0	0	0/+	0	0/+	0/-	+
*Levetiracetam	0	0	0	0	0	+	-
Zonisamid	0	0	0	0	0	0	0
Gabapentin	0	0	0	0	0	+	+
Pregabalin	-	+		n	-	+	+
Ethosuximid	n	n	n	+	n	-	+
Vigabatrin	0	0	0	n	n	n	n
Benzodiazepine	-		-		+	-	0/-
Topiramat	n	n	n	n	n	n	n

* Effekte bei akuter Verabreichung; keine relevanten Effekte auf den Nachtschlaf bei Langzeittherapie; in hohen Dosen Verminderung der REM-Dauer.

Tabelle modifiziert nach Eriksson, 2011; Derry & Duncan, 2013; Romigi et al., 2013; Romigi et al., 2009; de Haas et al., 2007; Placidi et al., 2000a; Placidi et al., 2000b; Bonanni et al., 1997.

5.4 Schlafbezogene Atmungsstörungen und Epilepsie

Es kann davon ausgegangen werden, dass bei Epilepsiepatienten mit intellektueller Entwicklungsstörung, insbesondere bei solchen mit mehrfacher Behinderung, das Zusammentreffen von schwer behandelbaren Epilepsien und schlafbezogenen Atmungsstörungen besonders häufig ist, denn zahlreiche mit intellektueller Entwicklungsstörung verbundene genetische Syndrome, Gehirnentwicklungsstörungen oder Cerebralparesen sind mit dem Auftreten von zentralen oder obstruktiven Schlafapnoen verbunden.

Epileptische Anfälle selbst können vereinzelt, im Sinne eines iktalen Symptoms, zu isolierten Apnoen führen (Frank & Fröscher, 1995). Apnoen und Hypopnoen führen zu einer Fragmentierung des Schlafs und zu Schlafmangel. Dadurch kommt es, über bisher nicht vollständig geklärte Mechanismen, zu negativen Einflüssen auf die Anfallssituation (Derry & Duncan, 2013). Umgekehrt kann die Wirkung von Antikonvulsiva und offenbar auch von Vagusnerv-Stimulatoren zu einer Verschlechterung eines Schlafapnoe-Syndroms führen (Eriksson, 2011; Ebben et al., 2008).

6 Störungen des autistischen Spektrums

Schlafprobleme treten bei Kindern mit Störungen des autistischen Spektrums deutlich häufiger auf als bei Kindern mit typischer Entwicklung (Richdale, 2001). Kinder mit Autismus weisen, entsprechend den Angaben ihrer Eltern, in 50 bis 80 % Schlafprobleme auf, verglichen mit 9 bis 50 % bei Kindern mit normaler Entwicklung und auch im Vergleich mit Kindern ohne autistische Störungen, deren Entwicklung aber verzögert verläuft (Kotagal & Broomall, 2012). Neurophysiologische Untersuchungen weisen bei Personen mit Störungen des autistischen Spektrums, verglichen mit Kontrollpersonen, eine verminderte Gesamtschlafzeit, eine verminderte Non-REM-Schlafzeit und eine verminderte REM-Schlafzeit auf (ebd.; Vried et al., 2011; Malow & McGrew, 2008; Schenck et al., 1987).

Es werden bei Menschen mit Störungen des autistischen Spektrums, verglichen mit nicht autistischen Personen mit intellektueller Entwicklungsstörung, häufiger Ängste vor dem Einschlafen, Fixation auf Ereignisse während des Tages, die mit dem Einschlafen interferieren könnten, und negative Assoziationen mit dem Einschlafen gefunden. Auch werden Störungen des zirkadianen Rhythmus mit Autismus in Verbindung gebracht (Kotagal & Broomall, 2012; Glickman, 2010). Unterschiedliche Studien haben ergeben, dass Personen mit Autismus-Spektrum-Störungen (ASS) Einschlafstörungen, ein vermindertes Schlafbedürfnis und eine erhöhte Empfindlichkeit gegenüber der Schlafumgebung

(Geräusche, Licht, fremdes Bett) in etwa 40 bis 50 % der Fälle aufweisen (Conant et al., 2009; Walz et al., 2005; Spruyt et al., 2018).

7 Cerebralparesen (CP)

Es existieren wenige, insbesondere polysomnografische Untersuchungen zu Schlafstörungen bei Personen mit CP.

Zu einer Einengung der oberen Atemwege können bei dieser Personengruppe eine Imbalance des Muskeltonus der oropharyngealen Muskulatur, eine Glossoptosis oder Makroglossie sowie auch eine Stimmritzenverengung durch gastroösophagealen Reflux führen (Kotagal, 2001; Shneerson, 2011). Entsprechend fand man bei einer kleinen Gruppe von Kindern mit schwerer CP, dass bei diesen häufiger schlafbezogene Hypopnoen und Apnoen im Vergleich mit altersgleichen gesunden Kindern auftreten (Kotogal, 1994). Möglicherweise haben Hypopnoen/Apnoen bei Personen mit CP nicht nur eine obstruktive, sondern auch eine zentrale Komponente (Kotogal, 2001).

Bei Kindern mit CP können psychische bzw. Verhaltensstörungen, welche als prädisponierend für die Entwicklung von Schlafstörungen anzusehen sind, signifikant häufiger als in der Allgemeinbevölkerung gefunden werden. Dies sind eine erhöhte Irritierbarkeit, Angst, Überaktivität und verminderte Aufmerksamkeit sowie depressive Verstimmungen (Kotagal, 2001; Goodman, 1998; Goodman & Graham, 1996).

Sowohl Sehstörungen als auch Epilepsien, die insbesondere mit schweren Formen der CP häufig assoziiert sind, führen, wie in den entsprechenden Abschnitten dargestellt, jeweils auf vielfältige Weise zu Beeinträchtigungen des Schlafs.

In einer Untersuchung zu Prädiktoren gestörten Schlafs bei

Kindern mit CP wurden die Daten über eine standardisierte Befragung der Eltern erhoben (Newman et al., 2006). Am häufigsten fanden sich Einschlaf- und Durchschlafstörungen, Störungen des Schlaf-Wach-Übergangs und schlafbezogene Atmungsstörungen. Einschlaf- und Durchschlafstörungen waren bei schweren (spastische Tetraparese, dyskinetische CP) Formen der CP häufiger, wenn zusätzliche Sehstörungen vorlagen (Newman et al., 2006). Eine aktuelle Studie zum Einfluss von Schlafstörungen auf die Lebensqualität von Kindern mit CP konnte zeigen, dass sich vermehrte Tagesschläfrigkeit und Insomniesymptome signifikant auf die physische und psychische Lebensqualität der Betroffenen auswirken (Sandella et al., 2011).

Aus kieferorthopädischer Sicht können Hypertrophien der perioralen Muskelgruppen zu Protrusion des Oberkiefers, einer Verengung des Zahnbogens und einer Kippung der Zähne führen, die die Nahrungsaufnahme erschweren oder auch, durch Veränderungen des Gaumenbogens oder Glossoptose, zu nächtlichen Ventilationsstörungen beitragen können. Tamura (2022) beschreibt einen Einzelfall eines Jungen mit Cerebralparese, bei dem eine kieferorthopädische Behandlung einer schweren Zahnbogenfehlstellung zu einer Verbesserung der obstruktiven Schlafapnoe führte (Tamura et al., 2022).

In einer systematischen Literaturrecherche wurden Kinder im Alter von 0 bis 12 Jahren mit Cerebralparese und parallel vorliegenden Schlafstörungen mit Melatonin behandelt, was im Durchschnitt die Schlaflatenz und nächtliches Aufwachen verringerte und bei einigen Kindern die Gesamtschlafzeit verlängerte (Galland et al., 2012).

8 Sehbehinderung

Die Regulation des Schlaf-Wach-Rhythmus über retinale Fotorezeptoren, den Nucleus suprachiasmaticus und das melatonerge System wurde bereits im Abschnitt über Störungen des zirkadianen Rhythmus skizziert.

In zwei Studien, bei denen mit dem gleichen Fragebogen (Pittsburgh Sleep Quality Index) das Schlafverhalten von hochgradig sehbehinderten und völlig erblindeten Personen im Vergleich mit gesunden Personen ohne Sehstörungen untersucht wurde, zeigte sich eine klare Abhängigkeit der Schwere und der Häufigkeit von Schlafstörungen vom Schweregrad der Sehbehinderung. Einschlaf- und Durchschlafstörungen, verkürzte Schlafdauer und Tagesschläfrigkeit waren dabei die am häufigsten erfassten Schlafstörungen (Adeoti, 2010; Tabandeh et al., 1998). In einer dieser Untersuchungen fanden sich zyklische Veränderungen des Schlafmusters bei 31 von 148 Studienteilnehmern mit Sehstörungen als möglicher Hinweis auf einen freilaufenden zirkadianen Rhythmus (Tabandeh et al., 1998). Eine ebenfalls auf Befragung (Stanford Sleep Questionnaire und Evaluation von Wakefulness) basierende Studie an ca. 1.000 überwiegend vollständig erblindeten Personen im Vergleich mit Kontrollpersonen fanden sich Schlafprobleme bei Erblindung in 83 % gegenüber 57 % bei gesunden Studienteilnehmern. Bei erblindeten Personen fanden sich in ca. 17 % Hinweise auf einen freilaufenden zirkadianen Rhythmus. Unabhängig davon waren auch andere Schlafstörungen wie Einschlaf- und Durchschlafstörungen, nicht erholsamer Schlaf, gehäuft Albträume, Schlafwandeln und Bruxismus in der Gruppe der Personen mit Sehbehinderung häufiger vertreten, verglichen mit der gesunden Kontrollgruppe (Leger et al., 1999). Am konsistentesten sind Befunde von freilaufenden zirkadianen Rhythmen bei beidseits enukleierten Augen (Lockley et al., 2007). In diesem Kontext ist es wichtig, zwischen prächiasmalen Sehstörungen, die die Augen betreffen (wie beispielsweise bei Retinopathie prämaturosum), und postchiasmalen zentralen bzw. cerebralen Sehstörungen zu unterscheiden, die beispielsweise im Zusammenhang mit einer hypoxisch-ischämischen Sehstörung oder einer Beeinträchtigung des visuellen Kortex auftreten können. Letztere haben keinen Einfluss auf den zirkadianen Rhythmus.

Ebenso wichtig ist es, bei Schlafstörungen, die im Kontext von Sehstörungen auftreten, nicht nur primär an Störungen des zirkadianen Rhythmus, die mit dem beeinträchtigten Lichtempfinden zusammenhängen, zu denken. Es ist auch entscheidend, mögliche andere Arten und Ursachen von Schlafstörungen zu berücksichtigen und diese gründlich zu identifizieren (Stores, 2001b).

Eine Nicht-24-Stunden-Schlaf-Wach-Störung zählt zu den freilaufenden zirkadianen Rhythmen, die auftreten, wenn kein Lichtsignal den zirkadianen Schrittmacher im Hypothalamus synchronisiert, so auch bei 55 bis 70 % blinder Menschen (Sack et al., 1992). Gekennzeichnet ist er durch Schlaf-Wach-Muster, die nicht dem Tag-Nacht-Rhythmus folgen und so zu Schläfrigkeit am Tag oder Wachphasen in der Nacht führen können. Reicht der Lichteinfall im SCN noch aus oder können die Betroffenen auf andere, schwächere, nicht-photische Reize – wie soziale Stimuli, regelmäßige Nahrungsaufnahme oder Bewegung – zurückgreifen, werden freilaufende Rhythmen nicht beobachtet.

9 Therapien

Wie überall in der Medizin, setzt auch die Behandlung von Störungen des Schlafs einen differenzierten diagnostischen Prozess voraus. Die zu frühe Pauschaldiagnose einer »Insomnie« bei anamnestisch berichteten Schwierigkeiten, ein- oder durchzuschlafen, zu früh zu erwachen, oder bei Berichten über unruhigen Schlaf und eine daraufhin begonnene Behandlung mit Schlaf anstoßenden Medikamenten kann entscheidend am eigentlichen Problem vorbeiführen. Insbesondere dürfen wichtige Grunderkrankungen, durch die bzw. durch deren Symptome der Schlaf gestört wird (z. B. Schmerzen bei Refluxösophagitis, Spastik, Epilepsien, Herz-Kreislauf-Erkrankungen oder Allergien) nicht übersehen werden. Nicht nur im Hinblick auf Insomnien und vermehrte Tagesmüdigkeit/-schläfrigkeit, sondern auch bei anderen Störungen des Schlafs muss an eine mögliche medikamentöse Verursachung gedacht werden.

9.1 Therapie der Insomnien

Gerade bei Patienten, die sich selbst nicht oder nicht deutlich genug äußern können, ist es wichtig, nach Umgebungsfaktoren, durch die der Schlaf gestört werden könnte, gründlich zu suchen und diese (z. B. zu starke Helligkeit, Geräusche, unbequeme Matratze usw.) zu beseitigen.

An dieser Stelle sei auch auf die Möglichkeit hingewiesen, Patienten, die – z. B. aufgrund einer spastischen CP – ihre Position im Schlaf nicht ausreichend selbst wechseln können, mit einer speziellen Lagerungsmatratze zu versorgen.

Bei Patienten, die lange Zeit im Bett liegend wach verbringen, bevor sie einschlafen können, besteht die Möglichkeit, die Zubettgehzeit auf einen späteren Zeitpunkt zu verlegen (etwa 30 Minuten nach der bisher durchschnittlichen Einschlafzeit), ohne eine spätere Aufwachzeit zu erlauben. Ist dann stabil ein rascheres Einschlafen erreicht, kann die Zubettgehzeit schrittweise wieder dem gewünschten Zeitpunkt genähert werden (Allen et al., 2013; Piazza & Fischer, 1991).

Bei Kindern mit Angelman-Syndrom, die Einschlaf- und Durchschlafstörungen zeigten, war eine einfach strukturierte Verhaltenstherapie zur Etablierung eines regelmäßigen Schlaf-Wach-Rhythmus erfolgreich. Diese Therapie umfasste die Anpassung der Schlafumgebung (dunkel, ruhig, nicht stimulierend) und die Interaktion zwischen Eltern/Betreuern und den Kindern mit Schlafstörungen (Allen et al., 2013). Dabei wurde vorgegeben, dass auf Rufen, Schreien, Toben etc. der Kinder nicht reagiert werden sollte, dass man jedoch regelmäßig nach den Kindern schaute, aber nur dann, wenn die Kinder ruhig waren. Es erscheint durchaus empfehlenswert, solche und ähnliche verhaltenstherapeutische Interventionen auch bei erwachsenen Personen mit Entwicklungsstörungen zu erwägen, bevor eine medikamentöse Therapie initiiert wird, oder auch ergänzend zu einer solchen. Zunächst sollten also die Ursachen der Insomnie identifiziert und behandelt werden (Schmerzen, Depressionen, andere Schlafstörungen). Bei Ausschluss anderer Ursachen kann eine insomniespezifische Behandlung, bestehend aus Pharmakotherapie, Edukation und kognitiver Verhaltenstherapie, zur Anwendung kommen. An erster Stelle stehen die verhaltensmodulierenden Therapien, welche bei Menschen mit Behinderungen unbedingt die Eltern und Betreuer mit einbeziehen sollten. Eventuell vorliegende, die Insomnie unterhaltende Komorbiditäten müssen parallel behandelt werden.

Eine medikamentöse schlafanstoßende und schlafunterhaltende Behandlung kann durchaus mit einem pflanzlichen Präparat (Phytotherapeutikum) begonnen werden. Solche Medikamente enthalten oft Baldrian, Hopfen oder Melisse – allein oder in Kombination. Vorteile dieser Präparate sind das fehlende Abhängigkeitspotenzial und die sehr geringe Toxizität. Auf Allergierisiken und mögliche Interaktionen einzelner Bestandteile ist zu achten. Eine hepatotoxische Wirksamkeit ist möglich (Gulyani, 2012). Pflanzliche Präparate sind meist nur gering wirksam (Hajak et al., 2010) und mit Ausnahme von Baldrian, welchem eine moderate schlafanstoßende Wirkung nachgewiesen wurde, gibt es nur wenig empirisch begründete Aussagen.

Eine Sonderstellung unter den Hypnotika nimmt das Melatonin ein. Melatonin kann in der Behandlung zirkadianer Rhythmusschwankungen und neurologischer Entwicklungsstörungen zur Therapie von Schlafstörungen eingesetzt werden.

Melatonin ist ein körpereigenes, aus Tryptophan synthetisiertes Indolamin, das hautsächlich in der Epiphyse gebildet und vorwiegend in der Leber metabolisiert und renal ausgeschieden wird (Jan et al., 2011; Herms, 2005; Reiter, 2003). Die Synthese des Melatonins in der Epiphyse wird über Afferenzen aus zirkadianen Fotorezeptoren der Retina gesteuert (Reiter, 1994). Unter physiologischen Bedingungen steigt die Melatonin-Konzentration im Serum ab ca. 18:00 Uhr an, erreicht gegen 24:00 Uhr ihr Maximum und fällt dann wieder ab (Reiter, 1994). Die endogene Melatonin-Serumkonzentration weist starke interindividuelle Unterschiede auf. Nach Verabreichung von 10 mg Melatonin steigt seine Plasmakonzentration um das tausendfache an; dabei werden 80 % der enteral absorbierten Substanz im Rahmen des First-Pass-Effektes vom Gastrointestinaltrakt und der Leber dem Kreislauf entzogen (Claustrat et al., 2005; Herms, 2005; Zhdanova, 2005; Lane & Moss, 1985; Waldhauser et al., 1984). Die Melatonin-Halbwertszeit beträgt nach oraler Verabreichung 30 bis 50 Minuten (Fourtillan et al., 2000). Die Plasmaspiegel von Melatonin können durch Veränderung der Aktivität des Cytochrom-P450-Enzyms CYP1A2, aber auch über Beeinflussung seiner Synthese verändert werden. Eine Reduktion der Melatonin-Plasmakonzentration durch nicht steroidale Antiphlogistika, Betablocker sowie Serotonin-Wiederaufnahmehemmer wurde beobachtet. Benzodiazepine senken die Melatonin-Plasmakonzentration – dosisabhängig – während der Nacht und steigern sie während des Tages (Herms, 2005; Murphy et al., 1996; Brismar et al., 1988; McIntyre et al., 1988). Melatonin entfaltet seine Wirkung im Organismus über GProtein-gekoppelte Rezeptoren in den Zielgeweben (MT1- und MT2-Rezeptoren) und auch über interzelluläre, nukleäre Bindungsstellen, die der sowohl wasser- wie auch lipidlöslichen Substanz gut zugänglich sind (Dubocovich & Markowska, 2005; Jan et al., 2011). Über diese Wege übt Melatonin eine die Wachheit reduzierende sowie eine hypnotische Wirkung aus und synchronisiert das zirkadiane System (Jan et al., 2011, 1994). Melatonin hat eine sehr geringe toxische Wirksamkeit, es kann aber zu Veränderungen der Plasmaspiegel von Prolaktin, Gonadotropinen, Thyreotropin und Cortisol in hoher Dosierung führen sowie zu einer Beeinflussung der Oxytocin- und Vasopressin-Freisetzung (Forsling et al., 1999; Waldhauser et al., 1987; Wright et al., 1986).

Zu den unerwünschten Wirkungen von Melatonin gehören eine verlängerte Reaktionszeit, Müdigkeit am Morgen nach der Einnahme (auch niedriger Dosen) sowie Hautrötungen, Bauchkrämpfe, Durchfälle sowie migräneartige Kopfschmerzen und eine Abnahme der Körpertemperatur (in höherer Dosierung) (Herms, 2005; Satoh & Mishima, 2001; Murphy et al., 1996; Dollins et al., 1994). Melatonin zeigt drei Hauptwirkungen beim Menschen. Es wirkt schlafinduzierend, wenn der homöostatische Schlafdruck nicht ausreicht, indem es u. a. durch periphere Vasodilatation die Körperkerntemperatur senkt, chronohypnotisch, indem es das Wachsignal der zirkadianen Pacemaker (MT 1) inhibiert, und chronobiotisch, indem es die endogene Melatoninsekretion je nach Einnahmezeitpunkt entgegen dem Licht verschiebt (MT 2) (Claustrat et al., 2005; Kräuchi et al., 2006).

Es gibt Hinweise auf eine antikonvulsive und eine anxiolytische Wirksamkeit dieser Substanz und, auch außerhalb des Nervensystems, auf antioxidative, antionkogene bzw. onkostatische sowie immunmodulatorische Effekte (Ahmad et al., 2023; Auld et al., 2017; Cui et al., 2021; Kastelejin-Nolst et al., 2007).

Auch für die Langzeitanwendung von Melatonin gibt es bisher keine Hinweise auf wesentliche unerwünschte Wirkungen (Andersen et al., 2016).

Bei Personen mit schweren Sehbehinderungen bzw. bei Menschen ohne Lichtempfindung findet sich häufig ein sog. freilaufender zirkadianer Rhythmus (etwa alle 2 bis 3 Wochen maximale Melatoninausschüttung während des Tages und 2 bis 3 Wochen später während der Nacht), aber auch völlig unmodulierte Kurvenverläufe (Lockley et al., 1997). Durch die gezielte Verabreichung von Melatonin (0,5 bis 10 mg über einen Zeitraum von 4 bis 8 Wochen, beginnend an Tagen, an denen der Verlauf der Melatonin-Plasmakonzentrationen einem normalen Muster entspricht) kann bei dieser Personengruppe oft ein stabiler Schlaf-Wach-Rhythmus eingestellt werden (Levy et al., 2002, 2001; Lockley et al., 2000, 1999).

Melatonin hat sich auch bei Personen mit Entwicklungsstörungen als wirksam in der Behandlung von Schlafstörungen erwiesen. In einer sehr sorgfältig vorgenommenen Metaanalyse von Braam und Mitarbeitern (2009) wurden neun Studien mit insgesamt 183 Personen, die von einer Intelligenzminderung betroffen waren, ausgewertet. Hinsichtlich der Beeinflussung der Zeit bis zum Einschlafen, der Gesamtschlafzeit und der nächtlichen Wachphasen zeigte sich eine deutliche Überlegenheit von Melatonin gegenüber Placebo.

In der Dosierung von Melatonin lässt sich eine sehr unterschiedliche Praxis feststellen. In Studien wurden Dosen zwischen 0,1 und 10 mg (und deutlich höher) eingesetzt; der pharmakologische Dosierungsbereich wird im Allgemeinen bei 2 bis 10 mg angegeben (Zhdanova, 2005). Schon nach Verabreichung von 0,1 bis 0,3 mg Melatonin setzt die schlaffördernde Wirkung innerhalb von 30 bis 60 Minuten ein. Bei retardierten Präparaten besteht eine etwas längere Latenz bis zum Einsetzen des hypnotischen Effektes (Lemoine & Zisapel, 2012). Melatonin ist in Deutschland nur als Retardpräparat (Tabletten à 2 mg) und in der Anwendung bei Patienten im Alter über 55 Jahre zugelassen. Melatonin scheint den Schlaf zu verbessern. Die Möglichkeiten einer evidenzbasierten Pharmakotherapie bei Menschen mit intellektueller Entwicklungsstörung sind begrenzt und viele Wirkstoffe können erhebliche unerwünschte Ereignisse verursachen. Aus diesem Grund sollten Kliniker die Pharmakotherapie nur als Teil einer umfassenden Behandlung betrachten und regelmäßig die Wirkungen von Medikamenten, unerwünschte Ereignisse und die Möglichkeit einer Dosisreduzierung oder eines Absetzens von Medikamenten bewerten (Ji & Findling, 2016). Die Wirksamkeit von Melatonin bei Schlafproblemen bei Menschen mit neurologischen Entwicklungsstörungen wurde mehrfach betont (Takaesu et al., 2012; Wirojanan et al., 2009).

Eine Ausnahme scheint der TSC zu sein, Melatonin konnte hier keinen Effekt in Bezug auf die Verkürzung der Einschlafzeit erzielen (Schwichtenberg & Malow, 2015).

Ob Agomelatin, das seine Wirksamkeit über eine Modulation des melatonergen Systems zumindest teilweise entfaltet, effektiv in der Behandlung von Insomnien ist, kann noch nicht entschieden werden.

Benzodiazepin-Rezeptor-Agonisten, einschließlich der sog. Z-Substanzen (Zolpidem, Zopiclon, Eszopiclon und Zaleplon), sollten im Allgemeinen nur kurzzeitig zur medikamentösen Behandlung der Insomnien eingesetzt werden. Dies ist, insbesondere wegen des Abhängigkeitspotenzials, die Empfehlung für Patienten ohne intellektuelle Entwicklungsstörung. Bei Personen mit Entwicklungsstörungen wiegen aber vermutlich unerwünschte Wirkungen wie Muskelrelaxation mit Sturzgefahr, Atemsuppression und negativ psychotrope Wirkungen sowie vermehrte Tagessmüdigkeit/-schläfrigkeit schwerer. Auch für die Z-Substanzen ist kein grundsätzlich anderes Nebenwirkungsprofil anzunehmen, wobei Studien zur Langzeittherapie gegenüber Benzodiazepinen doch eine geringere Toleranzentwicklung und ein geringeres Auftreten von Entzugssymptomen unter diesen Substanzen, die eine relativ geringe Halbwertszeit (weniger als 6 Stunden) besitzen, nahelegen (Gulyani et al., 2012; Hajak et al., 2010; Krystal, 2009).

Benzodiazepine sollten nur sparsam und, wenn nötig, kurzfristig in der Behandlung von Insomnien zum Einsatz kommen, da es zu einer Entwicklung oder Verstärkung problematischer Verhaltensweisen bei Menschen mit Intelligenzminderungen (Kalachnik et al., 2002) kommen kann und ein langfristiger Gebrauch mit dem Risiko einer Toleranz und Abhängigkeit einhergeht und mit kognitiven Verschlechterungen vor allem bei älteren Menschen einhergeht (Puustinen et al., 2012).

Tryptophan, das im Körper in Serotonin und Melatonin umgewandelt wird, besitzt eine sehr kurze Halbwertszeit (1–3 Stunden), kann zu Benommenheit, Schwindel und Kopfschmerzen führen und hat in der medikamentösen Behandlung von Insomnien einen nachgeordneten Stellenwert (Gulyani, 2012).

Für Antihistaminika, wie z. B. Diphenhydramin oder Doxylamin, gilt aufgrund deren geringer hypnotischer Wirksamkeit und ihres schnellen Wirkungsverlustes das Gleiche (Hajak et al., 2010). Auch die hypnotische Wirksamkeit des Thiazolderivates Chloraldurat, das zusätzlich antikonvulsiv wirkt, nimmt rasch ab (Hajak et al., 2010).

Zur Behandlung von Insomnien werden hypnotisch wirksame Antidepressiva häufig im »off-label«-Gebrauch eingesetzt, vor allem Mirtazapin, Trimipramin und Doxepin, seltener Amitriptylin und Trazodon, die meist, mit Ausnahme des Trimipramin, zu einer REM-Schlaf-Unterdrückung führen (Hajak et al., 2010).

Die Pharmakologie dieser Substanzen ist an anderer Stelle dieses Buches ausführlich dargestellt.

Sogenannte niedrig potente (oder besser: in wenig sedierenden Dosen gering antipsychotisch wirksame) Neuroleptica werden ebenfalls in der klinischen Praxis häufig bei Insomnien von Patienten mit Entwicklungsstörungen eingesetzt. Hier kommen insbesondere Melperon, Pipamperon, Perazin Chlroprothixen, Levomepromazin, aber auch Quetiapin oder Olanzapin zum Einsatz, neben dem auch unter die Antihistaminica einzuordnenden Promethazin, das auch unter die Antihistaminika eingeordnet werden kann (Hajak et al., 2010). Auch Neuroleptika werden in anderen Kapiteln dieses Buches intensiver besprochen. Wichtig ist es jedoch, festzustellen, dass in somnologischer und in anderer Indikation Epilepsiepatienten die notwendige Behandlung mit Antidepressiva und Neuroleptika nicht aufgrund einer befürchteten prokonvulsiven Wirkung dieser Medikamente vorenthalten werden soll. In Einzelfällen kann sogar die erfolgreiche Behandlung der Insomnie mit einer dieser Substanzen deutlich positive Effekte auf den Epilepsieverlauf zeigen (siehe Kasuistik). Kinder, die mit Doxepin behandelt wurden, wiesen während der Behandlung weniger Anfälle auf im Vergleich zu denen, die ohne Doxepin behandelt wurden (Ojemann et al., 1983).

Unter den Medikamenten, deren Einsatz in der Behandlung der Insomnien noch in Erprobung ist, finden v. a. die Orexin-(OX1- und OX2-)Rezeptorantagonisten (Suvorexant) Beachtung, wobei offenbar etliche Fragen zur Verträglichkeit dieser Substanzen noch zu beantworten sind (Gulyani et al., 2012; Ioachimescu & El-Solh, 2012; Zisapel, 2012).

In zwei randomisierten, doppelblinden, placebokontrollierten Studien mit jeweils 20 bzw. 40 mg Suvorexant (OX1- und OX2-Rezeptorantagonisten) zeigte sich Überlegenheit des Wirkstoffes gegenüber Placebo in allen subjektiven und polysomnografischen Endpunkten. Beide Dosierungen von Suvorexant wurden gut vertragen und nur weniger als 5 % beendeten die Studie vorzeitig aufgrund von unerwünschten Wirkungen. Ausgeprägter Rebound oder Entzugserscheinungen nach dem Absetzen wurden nicht beobachtet (Herring et al., 2016). Zulassungen für die Insomniebehandlung liegen bisher nur von der Food and Drug Administration, aber nicht in Europa vor. Positive Effekte in Dosen von 10 bis 20 mg vor allem auf den Schlaf des letzten Nachtdrittels wurden verzeichnet.

Ebenso wie in der Behandlung der Insomnie von Menschen ohne zusätzliche Einschränkungen sollten Verhaltens- und Schlafhygienemaßnahmen die erste, da eben auch am längsten anhaltende Therapie darstellen. Neben der klassischen Verhaltenstherapie für Insomnie sollten vor allem Schlafhygienemaßnahmen, Bewegung und sensorische Interventionen berücksichtigt werden (Heussler, 2016).

9.2 Therapie der Hypersomnien

Es ist davon auszugehen, dass die meisten Fälle von Hypersomnien bei Menschen mit Entwicklungsstörungen sekundär bedingt sind, als Folge der Einwirkung von Medikamenten oder im Rahmen von organischen Erkrankungen wie Anämien, Hypothyreosen, Lungenerkrankungen und Herz-Kreislauf-Erkrankungen. Auch als Folge eines gestörten Nachtschlafs – insbesondere auch durch Schlafapnoe-Syndrome, epileptische Anfälle oder sonstige Störungen der Schlafdauer bzw. der Schlafqualität – können bei dieser Personengruppe Hypersomnien bzw. vermehrte Tagesmüdigkeit und Tagesschläfrigkeit auftreten. Hier muss dann auch jeweils die Therapie ansetzen.

Seltener, wie etwa bei Personen mit Prader-Willi-Syndrom, werden auch primäre Hypersomnien beobachtet.

In der Therapie der primären Hypersomnien können sog. ZNS-Stimulanzien, Amphetamine und Dextroamphetamine, eingesetzt werden, die die Wachheit über die zentrale Hemmung der Wiederaufnahme von Dopamin und Noradrenalin sowie über die direkte Freisetzung von Katecholaminen steigern (Gulyani et al., 2013). Methylphenidat ist ebenfalls ein Amphetamin-Abkömmling, der aber auch schwach an Serotonin-Transporter bindet, wodurch möglicherweise eine Steigerung der Effizienz des Nachtschlafs bewirkt wird (Gulyani et al., 2013; Kuczenski, Segal, 1997). Amphetamine führen zu einer Verkürzung der Einschlafzeit und der REM-Latenz sowie zu einer Verkürzung der Gesamt-REM-Schlafdauer (Gulyani et al., 2013).

Modafinil, das nicht zur Gruppe der Amphetamine oder Amphetaminderivate gehört, bewirkt, über noch nicht vollständig geklärte Mechanismen, ebenfalls eine Zunahme der Wachheit (Gulyani et al., 2013; Cochen De Cock et al., 2011). Es scheint zudem bei vermehrter Tagesmüdigkeit/-schläfrigkeit, welche bei neurologischen und psychischen Erkrankungen auftreten, wirksam zu sein (Cochen de Cock et al., 2011; Talbot et al., 2003). Modafinil führt offenbar weder zu einer Abhängigkeit noch zu einer Toleranzentwicklung und auch die Schlafarchitektur scheint es nicht zu beeinflussen (De Cock et al., 2011).

Zu Einzelheiten in der Behandlung der Narkolepsie sei insbesondere auf die aktuelle Leitlinie der Deutschen Gesellschaft für Neurologie verwiesen (DGN, 2012).

9.3 Therapie der schlafbezogenen Atmungsstörungen

Die Behandlung der schlafbezogenen Atemstörungen zielt einerseits auf eine Verminderung der Faktoren, welche zu einer Erschwerung der Atmung im Schlaf bzw. zu einer Obstruktion der Atemwege führen, und andererseits auf die maschinelle Unterstützung der Atmung während des Schlafs.

Unter den Faktoren, die nächtliche Apnoen begünstigen, ist

zunächst darauf zu achten, sedierende und atemdepressive Substanzen aus der Behandlung, wenn immer möglich, herauszunehmen. Alkohol- und Nikotinkonsum, die im Allgemeinen diesbezüglich hohe Relevanz besitzen, spielen bei Personen mit insbesondere schweren Entwicklungsstörungen nur eine untergeordnete Rolle.

Eine Gewichtsreduktion und Vermeiden von Schlaf in Rückenlage (z.B. durch Tragen eines Rucksacks im Schlaf) können deutlich zur Reduktion von schlafgebundenen Apnoen/Hypopnoen beitragen (Deutsche Gesellschaft für Hals-Nasen-Ohren-Heilkunde, Kopf- und Hals-Chirurgie – ArGe Schlafmedizin, 2009).

Ebenso sollte ein gastroösophagealer Reflux, der zu einer reflektorischen Engerstellung der Stimmritze führen kann, behandelt werden.

Zahlreiche operative Verfahren zur anatomisch-funktionellen Erweiterung der oberen Atemwege sind beschrieben (ebd.; Rosen, 2011). Hierüber gibt Tabelle 8 Auskunft.

Tabelle 8: Operative Therapie der obstruktiven Schlafapnoe (empfohlene Methoden)

1. Nasenoperationen (allein meist nicht ausreichend)	
2. Operation der Tonsillen	2.1 Tonsillektomie 2.2 Tonsillotomie 2.3 interstitielle Radiofrequenztherapie (RFT) (keine sichere Empfehlung)
3. Operationen am weichen Gaumen	3.1 Uvulopalatopharyngoplastik (mit Tonsillektomie) 3.2 Laser assistierte Verfahren (keine abschließende Empfehlung möglich) 3.3 RFT des weichen Gaumens (Empfehlung nur mit Einschränkung und bei milder obstruktiver Schlafapnoe) 3.4 Weichgaumenimplantate 3.5 Transpalatal Advancement Pharyngoplasty (mit zurückhaltender Indikationsstellung)

4. Zungengrund- und Hypopharynx-Operationen	4.1 RFT des Zungengrundes (als Monotherapie nur zur Behandlung der milden und mittelgradigen obstruktiven Schlafapnoe empfohlen) 4.2 Teilresektion des Zungengrundes (Resektion des Zungenmuskels sollte wegen der Invasivität des Eingriffs nur in Ausnahmefällen erfolgen; die Indikation zur Resektion der Zungengrundtonsille kann großzügiger gestellt werden) 4.3 Zungenligatur (verhindert das Nach-hinten-Fallen der Zunge; zur Behandlung der milden bis schweren obstruktiven Schlafapnoe empfohlen)
5. kieferchirurgische Verfahren	5.1 maxillomandibuläre Umstellungsosteotomie 5.2 Distraktionsosteogenese
6. Multi-Level-Chirurgie	6.1 minimal-invasive Multi-Level-Chirurgie (als RFT von Zungengrund und/oder Tonsillen und/oder weicher Gaumen; nur bei milder obstruktiver Schlafapnoe empfohlen) 6.2 invasive Multi-Level-Chirurgie (empfohlen als sekundäre Therapie bei Patienten, die einer Beatmungstherapie nicht oder nicht mehr zugänglich sind)
7. laryngeale Chirurgie (nur in Ausnahmefällen in spezifischer Indikation)	
8. Tracheotomie (überaus effektiv, aber nur in sehr enger Indikationsstellung)	

Modifiziert nach der AWMF-Leitlinie der Deutschen Gesellschaft für Hals-Nasen-Ohren-Heilkunde, Kopf- und Hals-Chirurgie ArGe Schlafmedizin, 2009

Da gleichzeitig mehrere zur Obstruktion der Atemwege führende Faktoren vorliegen können, ist es auch bei Patienten mit Entwicklungsstörungen notwendig, nach einer Operation jeweils eine nochmalige Schlafapnoe-Diagnostik vorzunehmen (Rosen, 2011).

Zum Offenhalten der Atemwege haben sich Unterkieferprotrusionsschienen (falls diese toleriert werden, bei milden bis mittelschweren obstruktiven Schlafapnoen) und, vor allem, die kontinuierliche Überdruckbeatmung im Schlaf (CPAP) etabliert, mit unterschiedlichen Modifikationen (AWMF-Leitlinie der Deutschen Gesellschaft für Hals-Nasen-Ohren-Heilkunde, Kopf-

und Hals-Chirurgie ArGe Schlafmedizin, 2009). Die CPAP-Beatmung erfordert initial eine sorgfältige Titration der Beatmungsparameter und eine vorsichtige Gewöhnung – insbesondere bei Patienten mit Entwicklungsstörungen – an das Beatmungsgerät bzw. die Nasen- oder Nase-Mund-Atemmaske (Kushida et al., 2008). In diesem Zusammenhang ist es wichtig, festzustellen, dass man möglichst nicht allein aufgrund der Vermutung, eine Person werde das Beatmungsgerät wohl nicht tolerieren, eine CPAP-Behanldung von vornherein ausschließen sollte. Solche Vermutungen müssen im Rahmen einer praktischen Erprobung verifiziert werden.

Insbesondere in der Anfangszeit der CPAP-Therapie kann es notwendig werden, dass zusätzlich Hypnotika gegeben werden, weil die Beatmung selbst zu einer sekundären Insomnie führt. Die dann eingesetzten Medikamente dürfen natürlich ihrerseits nicht atemdepressiv wirken. Hier haben sich offensichtlich Z-Substanzen als gut wirksam und verträglich erwiesen (Gulyani et al., 2012; Eckert et al., 2011).

9.4 Therapie der Störungen des zirkadianen Rhythmus

Bei den Syndromen der verzögerten und der vorgezogenen Schlafphase ist zunächst die Differenzierung zu anderen Schlafstörungen bzw. die Suche nach anderen Ursachen von Tagesmüdigkeit/-schläfrigkeit vorzunehmen (Hajak et al., 2010). Beim Syndrom der verzögerten Schlafphase kann versucht werden, durch verhaltensmodifizierende Maßnahmen bzw. Einführen von Umgebungssignalen (z. B. geringere Beleuchtung, Reduktion von Umgebungsgeräuschen und anderen Stimuli) als Zeitgeber therapeutisch zu intervenieren, u. U. unterstützt durch eine medikamentöse Behandlung mit Melatonin (Gulyani et al., 2012). Das Syndrom der vorgezogenen Schlafphase ist vermutlich, vor allem in Einrichtungen der Behindertenhilfe, eher durch das frühe Aufwachen der Betroffenen als durch das vorzeitige Einschlafen problematisch. Auch hier können chronotherapeutische Maßnahmen mit Hinauszögern der Einschlafzeit (Lichttherapie oder körperliche und andere Aktivitäten am Abend, die jedoch nicht zu stark aktivierend sein sollten) und zusätzlicher Verlängerung der Schlafdauer durch Hypnotika (Melatonin) versucht werden (Gulyani et al., 2012; Hajak et al., 2010; Sack et al., 2007). Ähnliche, multimodale Behandlungsansätze sind auch zur Behandlung des unregelmäßigen Schlaf-Wach-Rhythmus angezeigt.

Das häufig bei Personen mit schweren Sehbehinderungen, insbesondere ohne Lichtwahrnehmung vorkommende Nicht-24-Stunden-Schlaf-Wach-Syndrom (freilaufender zirkadianer Rhythmus) kann oftmals durch zeitlich gezielte Verabreichung von Melatonin und zusätzliche Einführung von starken externen Zeitgebern behandelt werden (sog. Entrainment) (Lockley et al., 2000).

9.5 Therapie der schlafbezogenen Bewegungsstörungen

Restless-Legs-Syndrom (RLS)

Zu den nicht pharmakologischen Strategien der Therapie des Restless-Legs-Syndroms gehören neben einer eventuellen Eisensubstitution auch Ablenkungsmanöver zur verminderten Wahrnehmung der störenden Symptome sowie die Abstinenz von Koffein und Alkohol. Parallel auftretende Schlafstörungen (häufige Assoziationen mit Schlafapnoe) sollten beachtet und mitbehandelt werden, die Gabe möglicherweise mitauslösender Medikamente neu überprüft werden

Bei intermittierendem RLS kommen Carbidopa/Levodopa, 25 mg/100 mg, Opioide mit niedriger Potenz, wie Codein oder

Tramadol, Benzodiazepine oder Benzodiazepin-Agonisten, wie Temazepam, Zolpidem, Zaleplon oder Eszopiclon, zum Einsatz, bei chronischem RLS Alpha-2-Delta-Liganden (Gabapentin, Pregabalin) und Dopaminagonisten (Pramipexol, Ropinirol oder Rotigotinpflaster). Bei refraktärer Symptomatik sollte vor allem auf aggravierende Faktoren geachtet werden, wie ein Serum-Ferritin-Spiegel unter 100 mg/l, Einnahme von Medikamenten oder sitzende Tätigkeiten (Rollstuhlfahrer) (Silber et al., 2021).

Trotz häufiger Empfehlungen oder Selbstbehandlungsversuchen des RLS mit Magnesiumsupplementierung zeigen placebokontrollierte Studien keinen signifikanten Behandlungseffekt von Magnesium (Marshall et al., 2019).

Schlafbezogene Beinkrämpfe

Schlafbezogene Beinkrämpfe können u. a. in der Folge von intensiven Bewegungen der unteren Extremitäten auftreten und auch medikamentös bedingt sein (Diuretika, Betamimetika). Hier ist zu prüfen, ob die auslösenden Faktoren reduziert oder vermieden werden können. Eine medikamentöse Behandlung ist meist nicht notwendig. Die Gabe von Magnesium oder Vitamin-B-Komplex-Präparaten, Kalziumkanalblocker, Benzodiazepine und Gabapentin kommt bei anhaltend starker Symptomatik in Betracht (Guly ani et al., 2013; Hajak et al., 2010).

Bruxismus

Zähneknirschen im Schlaf kann mit Zahnschienen behandelt werden, wobei Patienten mit Entwicklungsstörungen möglicherweise solche Hilfen schlecht tolerieren. Zudem sollte man auf die Möglichkeit der Aspiration achten, insbesondere, wenn schlafgebundene epileptische Anfälle zusätzlich vorliegen. Meist wird man eine medikamentöse Behandlung für nicht notwendig halten oder vermeiden wollen. Für dopaminerge Substanzen (Levodopa, Pergolid) und wohl auch für Clonidin und Clonazepam konnte eine Wirksamkeit in der Behandlung des Bruxismus gezeigt werden (Gulyani et al., 2013; Hajak et al., 2010; van der Zaag et al., 2007). Es besteht auch die Möglichkeit der Botulinumtoxin-Therapie (Schwächung der Maseteren) (Gulyani et al., 2013; Lee et al., 2010; Hajak et al., 2010).

Schlafgebunden rhythmische Bewegungen

An den Schlaf gebundene rhythmische Bewegungen (z. B. Jactatio capitis) können in einzelnen Fällen verletzungsträchtig sein. Hier sind in einzelnen Fällen Schutzmaßnahmen (insbesondere den Kopf betreffend) angezeigt. Zur medikamentösen Therapie wurde der Einsatz von Benzodiazepinen und trizyklischer Antidepressiva empfohlen (Walters, 2007). Maßnahmen während des Tages bzw. vor dem Zubettgehen zur Reduktion von Anspannung oder auch vermehrte Stimulation und körperliche Aktivität führen möglicherweise auch zu einer positiven Beeinflussung der rhythmischen Bewegungen. Vor allem bei erwachsenen Personen können die rhythmischen Bewegungen durch Schlafapnoen getriggert werden, die dann das Ziel der Behandlung sein müssen (Mayer et al., 2007).

Isolierte Symptome im Schlaf

Einschlafmyoklonien, die nur in Ausnahmefällen exzessiv ausgeprägt auftreten, bedürfen in der Regel keiner besonderen Therapie. Entsprechend gibt es auch für die medikamentöse Behandlung keine Empfehlungen. Auslösende oder verstärkende Faktoren (Schlafmangel oder Koffein) sind zu vermeiden.

Der seltene propriospinale Myoklonus erfordert zunächst, wenn dies möglich ist, eine ursächliche Behandlung (z. B. einer Rückenmarkskompression). Symptomatisch scheint Clonazepam die effektivste Behandlungsmethode zu sein. Auch mit Zonisamid sind in Einzelfällen gute Ergebnisse erzielt worden (Roze et al., 2009).

9.6 Therapie der Parasomnien

Allgemein zielt die Behandlung der Parasomnien in erster Linie auf das Verhüten von Verletzungen der betroffenen Person und ihrer Umgebung. Weiche Bodenbeläge vor dem Bett, geringe Betthöhe, Wegräumen von zerbrechlichen Gegenständen und Sicherung von Fenstern und Türen gehören hier zu den primären Maßnahmen (Shneerson, 2011; Hajak et al., 2010). Schlafmangel ist zu vermeiden und medikamentös kann versucht werden, durch Benzodiazepine (Clonazepam) oder Z-Substanzen Arousals zu unterdrücken. Selektive Serotonin-Wiederaufnahmehemmer können in der Therapie von Non-REM-Parasomnien effektiv zum Einsatz kommen (Shneerson, 2011). Clonazepam unterscheidet sich von anderen Benzodiazepinen durch seine antagonistische und partiell antagonistische Wirkung am Benzodiazepin-Rezeptor.

Schlaftrunkenheit kann, falls dies im Einzelfall als notwendig angesehen wird, auch mit Stimulanzien (Modafinil, Methylphenidat) behandelt werden (Hajak et al., 2010).

In der medikamentösen Behandlung von REM-Schlaf-Verhaltensstörungen haben sich vor allem Benzodiazepine (insbesondere Clonazepam), Z-Substanzen und Melatonin sowie REM Schlaf-supprimierende Medikamente (z. B. Citalopram) bewährt. Wirkung zeigen aber auch verschiedene andere Substanzen wie Pramipexol, Donepezil, Gabapentin, Carbamazepin oder Clonidin (Shneerson, 2011; Hajak, 2010).

Literatur

Adeoti, C. (2010). Disorders of the sleep-wake cycle in blindness. *West Afr J Med*, 29, 163–169.

Ahmad, S.B., Ali, A., Bilal, M., Rashid, S.M., Wani, A.B., Bhat, R.R. & Rehman, M.U. (2023). Melatonin and health: Insights of melatonin action, biological functions, and associated disorders. *Cell Mol Neurobiol*, 43, 1437–2458. https://doi.org/10.1007/s10571-023-01324-w

Allen, K.D., Kuhn, B.R., DeHaai, K.A. & Wallace, D.P. (2013). Evaluation of a behavioral treatment package to reduce sleep problems in children with Angelman Syndrome. *Res Dev Disabil*, 34, 676–686.

Allen, R.P. (2015). Restless Leg Syndrome/Willis-Ekbom Disease Pathophysiology. *Sleep Med Clin, 10*(3), 207–214, xi. https://doi.org/10.1016/j.jsmc.2015.05.022

Allen, R.P., Bharmal, M. & Calloway, M. (2011). Prevalence and disease burden of primary restless legs syndrome: Results of a general population survey in the United States. *Mov Disord, 26*(1), 114–120. https://doi.org/10.1002/mds.23430

Alves, R.S., Resende, M.B., Skomro, R.P., Souza, F.J. & Reed, U.C. (2009). Sleep and neuromuscular disorders in children. *Sleep Med Rev*, 13, 133–148.

American Academy of Sleep Medicine (2005). *International classification of sleep disorders: diagnostic and coding manual.* 2nd edition. American Academy of Sleep Medicine.

Andersen, L.P.H., Gögenur, I., Rosenberg, J. & Reiter, R.J. (2016). The Safety of Melatonin in Humans. *Clin Drug Investig, 36*(3), 169–175.

Ascoli, M., Elia, M., Gasparini, S., Bonanni, P., Mastroianni, G., Cianci, V., Neri, S., Pascarella, A., Santangelo, D., Aguglia, U. & Ferlazzo, E. (2022). Therapeutic approach to neurological manifestations of Angelman syndrome. *Expert Rev Clin Pharmacol, 15*(7), 843–850. https://doi.org/10.1080/17512433.2022.2109463

Auld, F., Maschauer, E.L., Morrison, I., Skene, D.J. & Riha, R.L. (2017). Evidence for the efficacy of melatonin in the treatment of primary adult sleep disorders. *Sleep Med Rev*, 34, 10–22.

Bazil, C.W., Castro, L.H. & Walczak, T.S. (2000). Reduction of rapid eye movement sleep by diurnal and nocturnal seizures in temporal lobe epilepsy. *Arch Neurol*, 57, 363–368.

Belli, A., Breda, M., Di Maggio, C., Esposito, E., Marcucci, L., Bruni, O. (2022). Children with neurodevelopmental disorders: how do they sleep? *Current Opinion in Psychiatry, 35*(5), 345–351.

Beusterien, K.M., Rogers, A.E., Walsleben, J.A., Emsellem, H.A., Reblando, J.A., Wang, L., Goswami, M. & Steinwald, B. (1999). Health-related quality of life effects of modafinil for treatment of narcolepsy. *Sleep*, 22, 757–765.

Billiard, M. & Sonka, K. (2016). Idiopathic hypersomnia. *Sleep Med Rev*, 29, 23–33. https://doi.org/10.1016/j.smrv.2015.08.007

Boeve, B.F., Silber, M.H., Saper, C.B., Ferman, T.J., Dickson, D.W., Parisi, J.E., Benarroch, E.E., Ahlskog, J.E., Smith, G.E., Caselli, R.C., Tippman-Peikert, M., Olson, E.J., Lin, S.C., Young, T., Wszolek, Z., Schenck, C.H., Mahowald, M.W., Castillo, P.R., Del Trecici, K. & Braak, H. (2007). Pathophysiology of REM sleep behaviour disorder and relevance to neurodegenerative disease. *Brain*, 130, 2770–2788.

Bonanni, E., Massetani, R., Galli, R., Gneri, C., Petri, M., Iudice, A. & Murri, L. (1997). A quantitative study of daytime sleepiness induced by carbamazepine and add-on vigabatrin in epileptic patients. *Acta Neurol Scand*, 95, 193–196.

Borbély, A.A. (1982). A two process model of sleep regulation. *Hum Neurobiol, 1*(3), 195–204.

Borbély, A.A., Daan, S., Wirz-Justice, A. & Deboer, T. (2016). The two-process model of sleep regulation: A reappraisal. *J Sleep Res, 25*(2), 131–143. https://doi.org/10.1111/jsr.12371

Boyle, A., Melville, C.A., Morrison, J., Allan, L., Smiley, E., Espie, C.A. & Cooper, S.-A. (2010). A cohort study of the prevalence of sleep problems in adults with intellectual disabilities. *J Sleep Res*, 19, 42–53.

Boyle, J., Stanley, N., James, L.M., Wright, N., Johnsen, S., Arbon, E.L. & Dijk, D.J. (2012). Acute sleep deprivation: the effects of the AMPAKINE compound CX717 on human cognitive performance, alertness and recovery sleep. *J Psychopharmacol, 26*(8), 1047–1057. https://doi.org/10.1177/0269881111405353

Braam, W., van Geijlswijk, I., Keijzer, H., Smits, M.G., Didden, R. & Curfs, L.M. (2010). Loss of response to melatonin treatment associated with slow melatonin metabolism. *J Intellect Disabil Res*, 54, 547–555.

Braam, W., Smits, M.G., Didden, R., Korzilius, H., van Geijlswijk, I.M. & Curfs, L.M. (2009). Exogenous melatonin for sleep problems in individuals with intellectual disability: a meta-analysis. *Dev Med Child Neurol*, 51, 340–349.

Brismar, K., Hylander, B., Eliasson, K., Rössner, S. & Wetterberg, L. (1988). Melatonin secretion related to side-effects of beta-blockers from the central nervous system. *Acta Med Scand*, 223, 525–530.

Bruni, O., Cortesi, F., Gianotti, F. & Curatolo, P. (1995). Sleep disorders in tuberous sclerosis: a polysomnographic study. *Brain Dev*, 17, 52–56.

Bruni, O., Verrillo, E., Novelli, L. & Ferri, R. (2010). Prader-Willi sindrome: sorting out the relationships between obesity, hypersomnia, and sleep apnea. *Curr Opin Pulm Med*, 16, 568–573.

Bruni, O., Angriman, M., Melegari, M.G. & Ferri, R. (2019). Pharmacotherapeutic management of sleep disorders in children with neurodevelopmental disorders. *Expert Opin Pharmacother, 20*(18), 2257–2271. https://doi.org/10.1080/14656566.2019.1674283

Bruni, O., Ferri, R., D'Agostino, G., Miano, S., Roccella, M. & Elia, M. (2004). Sleep disturbances in Angelman syndrome: A questionnaire study. *Brain Dev, 26*(4), 233–240. https://doi.org/10.1016/S0387-7604(03)00160-8

Brylewski, J. & Wiggs, L. (1999). Sleep problems and daytime challenging behaviour in a community-based sample of adults with intellectual disability. *J Intellect Disabil Res, 43*(6), 504–512. https://doi.org/10.1046/j.1365-2788.1999.00234.x

Bull, M.J. & Committee on Genetics (2011). Health supervision for children with Down syndrome. *Pediatrics, 128*(2), 393–406. https://doi.org/10.1542/peds.2011-1605

Calhoun, S.L., Vgontzas, A.N., Fernandez-Mendoza, J., Mayes, S.D., Tsaoussoglou, M., Basta, M. & Bixler, E.O. (2011). Prevalence and risk factors of excessive daytime sleepiness in a community sample of young children: The role of obesity, asthma, anxiety/depression, and sleep. *Sleep, 34*(4), 503–507. https://doi.org/10.1093/sleep/34.4.503

Čalić, A. & Peterlin, B. (2015). Epigenetics and Bruxism: Possible Role of Epigenetics in the Etiology of Bruxism. *Int J Prosthodont, 28*(6), 594–599. https://doi.org/10.11607/ijp.4126

Camfield, P.R. (2011). Definition and natural history of Lennox-Gastaut syndrome. *Epilepsia*, 52 (Suppl 5), 3–9.

Carotenuto, M., Esposito, M., D'Aniello, A., Rippa, C.D., Precenzano, F., Pascotto, A., Bravaccio, C. & Elia, M. (2013). Polysomnographic findings in Rett sindrome: a case-control study. *Sleep Breath*, 17, 93–98.

Cassidy, S.B., McKillop, J.A. & Morgan, W.J. (1990). Sleep disorders in Prader-Willi syndrome. *Dysmorphol Clin Genet*, 4, 13–17.

Cataldi, M., Arnaldi, D., Tucci, V., De Carli, F., Patti, G., Napoli, F., Pace, M., Maghnie, M. & Nobili, L. (2021). Sleep disorders in Prader-Willi syndrome, evidence from animal models and humans. *Sleep Med Rev*, 57, 101432. https://doi.org/10.1016/j.smrv.2021.101432

Chervin, R.D., Hedger, K., Dillon, J.E. & Pituch, K.J. (2000). Pediatric sleep questionnaire (PSQ): validity and reliability of scales for sleep-disordered breathing, snoring, sleepiness, and behavioural problems. *Sleep Med*, 1, 21–32.

Chokroverty, S. (2017). *Sleep Disorders Medicine Basic Science, Technical Considerations and Clinical Aspects*. 4. Auflage. Springer.

Churchill, S.S., Kieckhefer, G.M., Landis, C.A. & Ward, T.M. (2012). Sleep measurement and monitoring in children with Down syndrome: A review of the literature, 1960–2010. *Sleep Med Rev*, 16, 477–488.

Claustrat, B., Brun, J. & Chazot, G. (2005). The basic physiology and pathophysiology of melatonin. *Sleep Med Rev, 9*(1), 11–24. https://doi.org/10.1016/j.smrv.2004.08.001

Clayton-Smith, J. (1993). Clinical research on Angelman syndrome in the United Kingdom: observations on 82 affected. *Am J Med Genet*, 46, 12–15.

Conant, K.D., Thibert, R.L. & Thiele, E.A. (2009). Epilepsy and the sleep-wake patterns found in Angelman syndrome. *Epilepsia*, 50, 2497–2500.

Constantin, E., Tewfik, T.L. & Brouillette, R.T. (2010). Can OSA-18 quality-of-life questionnaire detect obstructive sleep apnea in children? *Pediatrics*, 125, e162–168.

Cooney, T.P. & Thurlbeck, W.M. (1982). Pulmonary hypoplasia in Down's syndrome. *N Engl J Med*, 307, 1170–1173.

Copinschi, G., Spiegel, K., Leproult, R. & Van Cauter, E. (2000). Pathophysiology of human circadian rhythms. *Novartis Found Symp*, 227, 143–157; discussion 157–162.

Cui, Y., Zhang, Y., Zhao, X., Shao, L., Liu, G., Sun, C., Xu, R. & Zhang, Z. (2021). ACSL4 exacerbates ischemic stroke by promoting ferroptosis-induced brain injury and neuroinflammation. *Brain Behav Immun*, 93, 312–321. https://doi.org/10.1016/j.bbi.2021.01.003

D'Orsi, G., Demaio, V., Scarpelli, F., Clavario, T. & Minervini, M.G. (2009). Central sleep apnea in Rett sindrome. *Neurol Sci*, 30, 389–391.

Dan, B. & Boyd, S.G. (2006). A neurophysiological perspective on sleep and its maturation. *Dev Med Child Neurol*, 48, 773–779.

Dauvilliers, Y. & Barateau, L. (2017). Narcolepsy and Other Central Hypersomnias. *Continuum (Minneap Minn), 23*(4), 989–1004. https://doi.org/10.1212/CON.0000000000000492

De Cock, V.C., Diene, G., Molinas, C., Masson, V.D.-L., Kieffer, I., Mimoun, E., Tiberge, M. & Tauber, M. (2011). Efficacy of modafinil on excessive daytime sleepiness in Prader-Willi syndrome. *Am J Genet Part A*, 155, 1552–1557.

De Haas, S., Otte, A., de Weerd, A., van Erp, G., Cohen, A. & van Gerven, J. (2007). Exploratory polysomnographic evaluation of pregabalin on sleep disturbance in patients with epilepsy. *J Clin Sleep Med*, 3, 473–478.

De Leersnyder, H., de Blois, M.C., Vekemans, M., Sidi, D., Villain, E., Kindermans, C. & Munnich, A. (2001). Beta(1)-adrenergic antagonists improve sleep and behavioural disturbances in a circadian disorder, Smith-Magenis syndrome. *J Med Genet, 38*(9), 586–590. https://doi.org/10.1136/jmg.38.9.586

Derry, C.P. & Duncan, S. (2013). Sleep and epilepsy. *Epilepsy Behav*, 26, 394–404.

Derry, C.P., Harvey, A.S., Walker, M.C., Duncan, J.S. & Berkovic, S.F. (2009). NREM arousal parasomnias and their distinction from nocturnal frontal lobe epilepsy: a video EEG analysis. *Sleep*, 32, 1637–1644.

Derry, C.P. (2011). The sleep manifestations of frontal lobe epilepsy. *Curr Neurol Neurosci Rep*, 11, 218–226.

Deutsche Gesellschaft für Hals-Nasen-Ohren-Heilkunde, Kopf- und Hals-Chirurgie – ArGe Schlafmedizin (2009). *Therapie der obstruktiven Schlafapnoe des Erwachsenen*. AWMF Leitlinie.

Deutsche Gesellschaft für Neurologie (2012). *Diagnostik und Therapie in der Neurologie*. AWMF Leitlinie.

Deutsche Gesellschaft für Neurologie (2007). *Restless Legs Syndrom (RLS) und Periodic Limb Movement Disorder (PLMD)*. AWMF Leitlinie.

Didden, R. & Sigafoos, J. (2001). A review of the nature and treatment of sleep disorders in individuals with developmental disabilities. *Res Dev Disabil, 22*(4), 255–272.

Dodet, P., Sanapo, F., Leu-Semenescu, S., Coupaye, M., Bellicha, A., Arnulf, I., Poitou, C. & Redolfi, S. (2022). Sleep Disorders in Adults with Prader-Willi Syndrome: Review of the Literature and Clinical Recommendations Based on the Experience of the French Reference Centre. *J Clin Med, 11*(7), 1986. https://doi.org/10.3390/jcm11071986

Dollins, A.B., Zhdanova, I.V., Wurtman, R.J., Lynch, H.J. & Deng, M.H. (1994). Effect of inducing nocturnal serum melatonin concentrations in daytime on sleep, mood, body temperature, and performance. *Proc Natl Acad Sci USA*, 91, 1824–1828.

Dosier, L.B.M., Vaughn, B.V. & Fan, Z. (2017). Sleep Disorders in Childhood Neurogenetic Disorders. *Children (Basel), 4*(9), 82. https://doi.org/10.3390/children4090082

Drakatos, P., Olaithe, M., Verma, D., Ilic, K., Cash, D., Fatima, Y., Higgins, S., Young, A.H., Chaudhuri, K.R., Steier, J., Skinner, T., Bucks, R. & Rosenzweig, I. (2021). Periodic limb movements during sleep: A narrative review. *J Thorac Dis, 13*(11), 6476–6494. https://doi.org/10.21037/jtd-21-1353

Dubocovich, M.L. & Markowska, M. (2005). Functional MT1 and MT2 melatonin receptors in mammals. *Endocrine*, 27, 101–110.

Duffy, J.F., Cain, S.W., Chang, A.-M., Phillips, A.J.K., Münch, M.Y., Gronfier, C., Wyatt, J.K., Dijk, D.-J., Wright, K.P. & Czeisler, C.A. (2011). Sex difference in the near-24-hour intrinsic period of the human circadian timing system. *Proceedings of the National Academy of Sciences, 108*(Suppl 3), 15602–15608.

Duis, J., Pullen, L.C., Picone, M., Friedman, N., Hawkins, S., Sannar, E., Pfalzer, A.C., Shelton, A.R., Singh, D., Zee, P.C., Glaze, D.G. & Revana, A. (2022). Diagnosis and management of sleep disorders in Prader-Willi syndrome. *J Clin Sleep Med, 18*(6), 1687–1696. https://doi.org/10.5664/jcsm.9938

Earley, C.J. (2003). Clinical practice. Restless legs syndrome. *N Engl J Med*, 348, 2103–2109.

Ebben, M.R., Sethi, N.K., Conte, M., Pollak, C.P. & Labar, D. (2008). Vagus nerve stimulation, sleep apnea, and CPAP titration. *Clin Sleep Med*, 4, 471–473.

Ebisawa, T. (2007). Circadian rhythms in the CNS and peripheral clock disorders: human sleep disorders and clock genes. *J Pharmacol Sci*, 103, 150–154.

Eckert, D.J., Owens, R.L., Kehlmann, G.B., Wellman, A., Rahangdale, S., Yim-Yeh, S., White, D.P. & Malhotra, A. (2011). Eszopiclone increases the respiratory arousal threshold and lowers the apnoea/hypopnoea index in obstructive sleep apnoea patients with a low arousal threshold. *Clin Sci*, 120, 505–514.

Edinger, J.D. & Fins, A. (1995). The distribution and clinical significance of sleep time misperceptions. *Sleep*, 18, 232–239.

Eisensehr, I., Parrino, L., Noachtar, S., Smerieri, A. & Terzano, M.G. (2001). Slep in Lennox-Gastaut sindrome: the role of the cyclic alternatine pattern (CAP) in the gate control of clinical seizures and generalized polyspikes. *Epilepsy Res*, 46, 241–250.

Ella, B., Ghorayeb, I., Burbaud, P. & Guehl, D. (2017). Bruxism in Movement Disorders: A Comprehensive Review. *J Prosthodont, 26*(7), 599–605. https://doi.org/10.1111/jopr.12479

Eriksson, S.H. (2011). Epilepsy and sleep. *Curr Opin Neurol*, 24, 171–176.

Espie, C.A., Paul, A., McFie, J., Amos, P., Hamilton, D., McColl, J.H., Tarassenko, L. & Pardey, J. (1998). Sleep studies of adults with severe or profound mental retardation and epilepsy. *Am J Ment Rerard*, 103, 47–59.

Fan, Z., Ahn, M., Roth, H.L., Li, L. & Vaughn, B.V. (2017). Sleep Apnea and Hypoventilation in Patients with Down Syndrome: Analysis of 144 Polysomnogram Studies. *Children (Basel), 4*(7), 55. https://doi.org/10.3390/children4070055

Ferlazzo, E., Nikanorova, M., Italiano, D., Bureau, M., Dravet, C., Calarese, T., Viallat, D., Kölmel, M., Bramanti, P., De Santi, L. & Genton, P. (2010). Lennox-Gastaut sindrome in adulthood: clinical and EEG features. *Epilepsy Res*, 89, 271–277.

Ferri, R., Curzi-Dascalova, L., Del Gracco, S., Elia, M., Musumeci, S.A. & Stefanini, M.C. (1997). Respiratory patterns during sleep in Down's sindrome: importance of central apnoeas. *J Sleep Res*, 6, 134–141.

Figorilli, M., Puligheddu, M., Congiu, P. & Ferri, R. (2017). The Clinical Importance of Periodic Leg Movements in Sleep. *Curr Treat Opt Neurol, 19*(3), 10. https://doi.org/10.1007/s11940-017-0446-5

Forsling, M.L., Wheeler, M.J. & Williams, A.J. (1999). The effect of melatonin administration on pituitary hormone secretion in man. *Clin Endocrinol*, 51, 637–642.

Fourtillan, J.B., Brisson, A.M., Gobin, P., Ingrand, I., Decourt, J.P. & Girault, J.

(2000). Bioavailability of melatonin in humans after day-time administration of D(7) melatonin. *Biopharm Drugs Dispos*, 21, 15–22.

Frank, U. G. & Fröscher, W. (1995). Schlafapnoe und Epilepsie. In Meier-Ewert, K. & Stefan, H. (Hrsg), *Anfälle im Schlaf* (S. 151–159). Gustav Fischer.

Frauscher, B., Kunz, A., Brandauer, E., Ulmer, H., Poewe, W. & Högl, B. (2011). Fragmentary myoclonus in sleep revisited: A polysomnographic study in 62 patients. *Sleep Med*, 12, 410–415.

Fulcher, B. D., Phillips, A. J. K., Postnova, S. & Robinson, P. A. (2014). A physiologically based model of orexinergic stabilization of sleep and wake. *PloS One, 9*(3), e91982. https://doi.org/10.1371/journal.pone.0091982

Galland, B. C., Elder, D. E. & Taylor, B. J. (2012). Interventions with a sleep outcome for children with cerebral palsy or a post-traumatic brain injury: A systematic review. *Sleep Med Rev, 16*(6), 561–573. https://doi.org/10.1016/j.smrv.2012.01.007

Garcia-Borreguero, D., Ferini-Strambi, L., Kohnen, R., O'Keeffe, S., Trenkwalder, C., Högl, B., Benes, H., Jennum, P., Partinen, M., Fer, D., Montagna, P., Bassetti, C. L., Iranzo, A., Sonka, K., Williams, A.-M., European Federation of Neurological Societies, European Neurological Society & European Sleep Research Society (2012). European guidelines on management of restless legs syndrome: Report of a joint task force by the European Federation of Neurological Societies, the European Neurological Society and the European Sleep Research Society. *Eur J Neurol, 19*(11), 1385–1396. https://doi.org/10.1111/j.1468-1331.2012.03853.x

Gastaut, H., Broughton, R., Roger, J. & Tassinari, C. A. (1974). Generalized convulsive seizures without local onset. In Vinken, P. J. & Bruyn, G. W. (Hrsg.), *Handbook of clinical neurology: the epilepsies* (S. 107–120). North Holland.

Genton, P., Velizarova, R. & Dravet, C. (2011). Dravet sindrome: the long-term outcome. *Epilepsia, 52*(Suppl 2), 44–49.

Geoffroy, P. A., Hoertel, N., Etain, B., Bellivier, F., Delorme, R., Limosin, F. & Peyre, H. (2018). Insomnia and hypersomnia in major depressive episode: Prevalence, sociodemographic characteristics and psychiatric comorbidity in a population-based study. *J Affect Disord*, 226, 132–141. https://doi.org/10.1016/j.jad.2017.09.032

Gillett, E. S. & Perez, I. A. (2016). Disorders of Sleep and Ventilatory Control in Prader-Willi Syndrome. *Diseases, 4*(3), 23. https://doi.org/10.3390/diseases4030023

Glickman, G. (2010). Circadian rhythms and sleep in children with autism. *Neurosci Behav Rev, 34*(5), 755–768. https://doi.org/10.1016/j.neubiorev.2009.11.017

Goldberg-Stern, H., Oren, H., Peled, N. & Garty, B. Z. (2012). Effect of Melatonin on seizure frequency in intractable epilepsy: a pilot study. *J Child Neurol*, 27, 1524–1528.

Goodman, R. & Graham, P. (1996). Psychiatric problems in children with hemiplegia: cross sectional epidemiological survey. *Br Med J*, 39, 347–354.

Goodman, R. (1998). The longitudinal stability of psychiatric problems in children with hemiplegia. *J Child Psychol Psychiatry*, 39, 347–354.

Grigg-Damberger, M. & Foldvary-Schaefer, N. (2021). Bidirectional relationships of sleep and epilepsy in adults with epilepsy. *Epilepsy Behav*, 116, 107735. https://doi.org/10.1016/j.yebeh.2020.107735

Group UMiNMS (2000). Randomized trial of modafinil as a treatment for excessive daytime somnolence of narcolepsy: US Modafinil in Narcolepsy Multicenter Study Group. *Neurology, 54*(5), 1166–1175. http://doi.org/10.1212/wnl.54.5.1166

Gulyani, S., Salas, R.E. & Gamaldo, C.E. (2013). Sleep medicine pharmacotherapeutics overview. Today, tomorrow, and the future (Part 2: hypersomnia, parasomnia, and movement disorders). *Chest*, 143, 242–251.

Gulyani, S., Salas, R.E. & Gamaldo, C.E. (2012). Sleep medicine pharmacotherapeutics overview. Today, tomorrow, and the future (Part 1: Insomnia and circadian rhythm disorders). *Chest*, 142, 1659–1668.

Hagberg, B., Hanefeld, F., Percy, A. & Skjedal, O. (2002). An update on clinically applicable diagnostic criteria in Rett syndrome. Comments to Rett Syndrome Clinical Criteria Consensus Panel Satellite to European Paediatric Neurology Society Meeting, Baden-Baden, Germany, 11 September 2001. *Eur J Paediatr Neurol*, 6, 293–297.

Hajak, G., Riemann, D. & Geisler, P. (2010). Schlafstörungen: Insomnie, Hypersomnien, schlafbezogene Atmungs- und Bewegungsstörungen, Schlaf-Wach-Rhythmus-Störungen, Parasomnien. *Therapietabellen*, 41, 18–53.

Halasz, P. (1995). Arousal-Instabilität im Schlaf und generalisierte Epilepsie. In Meier-Ewert, K. & Stefan, H. (Hrsg), *Anfälle im Schlaf* (S. 19-31). Gustav Fischer.

Hare, D.J., Jones, S. & Evershed, K. (2006). Objective investigation of the sleep-wake cycle in adults with intellectual disabilities and autistic spectrum disorders. *J Intellect Disabil Res*, 50, 701–710.

Harper, L., Ooms, A. & Tuffrey Wijne, I. (2021). The impact of nutrition on sleep in people with an intellectual disability: An integrative literature review. *J Appl Res Intellect Disabil, 34*(6), 1393–1407. https://doi.org/10.1111/jar.12911

Hauri, P.J. & Fischer, J. (1986). Persistent psychophysiological (learned) insomnia. *Sleep*, 9, 38–53.

Hauri, P.J. & Olmsted, E. (1980). Childhood onset insomnia. *Sleep, 3*(1), 59–65. https://doi.org/10.1093/sleep/3.1.59

Hayashi, M., Inoue, Y., Iwakawa, Y. & Saski, H. (1990). REM sleep abnormalities in severe athetoid cerebral palsy. *Brain Dev*, 12, 494–497.

Haynes, S.N., Adams, A. & Franzen, M. (1981). The effects of pre-sleep stress on sleep-onset insomnia. *J Abnorm Psychol*, 90, 601–606.

Hening, W.A., Allen, R.P., Washburn, M., Lesage, S.R. & Earley, C.J. (2009). The four diagnostic criteria for Restless Legs Syndrome are unable to exclude confounding conditions (»mimics«). *Sleep Med, 10*(9), 976–981. https://doi.orq/10.1016/j.sleep.2008.09.015

Herman, S.T., Walczak, T.S. & Bazil, C.W. (2001). Distribution of partial seizures during the sleep-wake cycle: differences by seizure onset site. *Neurology*, 56, 1453–1459.

Herms, M.C. (2005). *Melatonin verbessert die neuroendokrine Schlafarchitektur von Blinden.* Inauguraldissertation aus dem Institut für Neuroendokrinologie der Universität zu Lübeck. https://www.zhb.uni-luebeck.de/epubs/ediss67.pdf

Herring, W.J., Connor, K.M., Ivgy-May, N., Snyder, E., Liu, K., Snavely, D.B., Krystal, A.D., Walsh, J.K., Benca, R.M., Rosenberg, R., Sangal, R.B., Budd, K., Hutzelmann, J., Leibensperger, H., Froman, S., Lines, C., Roth, T. & Michelson, D. (2016). Suvorexant in Patients With Insomnia: Results From Two 3-Month Randomized Controlled Clinical Trials. *Biol Psychiatry, 79*(2), 136–148. https://doi.org/10.1016/j.biopsych.2014.10.003

Heussler, H.S. (2016). Management of sleep disorders in neurodevelopmental disorders and genetic syndromes. *Curr Opin Psychiatry, 29*(2), 138–143. https://doi.org/10.1097/YCO.0000000000000230

Hoebert, M., van der Heijden, K.B., van Geijlswijk, I.M. & Smits, M.G. (2009). Long-term follow-up of melatonin treatment in children with ADHD and chronic sleep onset insomnia. *J Pineal Res*, 47, 1–7.

Hoffmire, C.A., Magyar, C.I., Connolly, H.V., Fernandez, I.D. & van Wijngaarden, E. (2014). High prevalence of sleep disorders and associated comorbidities in a community sample of children with Down syndrome. *J Clin Sleep Med, 10*(4), 411–419. https://doi.org/10.5664/jcsm.3618

Horne, R.S., Wijayaratne, P., Nixon, G.M. & Walter, L.M. (2019). Sleep and sleep disordered breathing in children with down syndrome: Effects on behaviour, neurocognition and the cardiovascular system. *Sleep Med Rev*, 44, 1–11. https://doi.org/10.1016/j.smrv.2018.11.002

Hornyak, M., Feige, B., Riemann, D. & Voderholzer, U. (2006). Periodic leg movements in sleep and periodic limb movement disorder: Prevalence, clinical significance and treatment. *Sleep Med Rev, 10*(3), 169–177. https://doi.org/10.1016/j.smrv.2005.12.003

Howald, M.W., Castillo, P.R., Del Tredici, K. & Braak, H. (2007). Pathophysiology of REM sleep behaviour disorder and relevance to neurodegenerative disease. *Brain*, 130, 2770–2788.

Hudson, C.C., Hall, L. & Harkness, K.L. (2019). Prevalence of Depressive Disorders in Individuals with Autism Spectrum Disorder: A Meta-Analysis. *J Abnorm Child Psychol, 47*(1), 165–175. https://doi.org/10.1007/s10802-018-0402-1

Hughes, S., Jagannath, A., Hankins, M.W., Foster, R.G. & Peirson, S.N. (2015). Photic regulation of clock systems. *Methods Enzymol*, 552, 125–143. https://doi.org/10.1016/bs.mie.2014.10.018

Hunt, A. & Stores, G. (1994). Sleep disorder and epilepsy in children with tuberous sclerosis: a questionnaire-based study. *Dev Med Child Neurol*, 36, 108–115.

Ioachimescu, O.C. & El-Solh, A.A. (2012). Pharmacotherapy of insomnia. *Expert Opin Pharmacother*, 13, 1243–1260.

Iranzo, A. & Santamaria, J. (2005). Severe obstructive sleep apnea/hypopnea mimicking REM sleep behaviour disorder. *Sleep*, 28, 203–206.

Jan, J.E., Espezel, H. & Appleton, R.E. (1994). The treatment of sleep disorders with melatonin. *Dev Med Child Neurol*, 36, 97–107.

Jan, J.E., Ribary, U., Wong, P.K., Reiter, R.J., Bax, M.C. & Wasdell, M.B. (2011). Cerebral modulation of circadian sleep-wake rhythms. *J Clin Neurophysiol*, 28, 165–169.

Ji, N.Y. & Findling, R.L. (2016). Pharmacotherapy for mental health problems in people with intellectual disability. *Curr Opin Psychiatry, 29*(2), 103–125. https://doi.org/10.1097/YCO.0000000000000233

Kalachnik, J.E., Hanzel, T.E., Sevenich, R. & Harder, S.R. (2002). Benzodiazepine behavioral side effects: Review and implications for individuals with mental retardation. *Am J Ment Retard, 107*(5), 376–410. https://doi.org/10.1352/0895-8017(2002)107<0376:BBSERA>2.0.CO;2

Kaplan, K.A. & Harvey, A.G. (2009). Hypersomnia across mood disorders: a review and synthesis. *Sleep Med Rev*, 13, 1283–1297.

Kaplan, K.A., Elsea, S.H. & Potocki, L. (2020). Management of Sleep Disturbances Associated with Smith-Magenis Syndrome. *CNS Drugs, 34*(7), 723–730. https://doi.org/10.1007/s40263-020-00733-5

Khatami, R. (2007). Schlafassoziierte motorische Störungen. *Neurologie*, 4, 27–35.

Kirkpatrick, B., Louw, J.S. & Leader, G. (2019). Efficacy of parent training incorporated in behavioral sleep interventions for children with autism spectrum disorder and/or intellectual disabilities: A systematic review. *Sleep Med*, 53, 141–152. https://doi.org/10.1016/j.sleep.2018.08.034

Kolla, B.P., Mansukhani, M.P. & Bostwick, J.M. (2018). The influence of antidepressants on restless legs syndrome and periodic limb movements: A systematic review. *Sleep Med Rev*, 38, 131–140. https://doi.org/10.1016/j.smrv.2017.06.002

Kotagal, S. & Broomall, E. (2012). Sleep in children with autism spectrum disorder. *Ped Neurol*, 47, 242–251.

Kotagal, S., Gibbons, V.P. & Smith, J.A. (1994). Sleep abnormalities in patients with severe cerebral palsy. *Dev Med Child Neurol*, 36, 304–311.

Kotagal, S. (2001). Sleep abnormalities and cerebral palsy. In Stores, G. & Wiggs, L. (Hrsg.), *Sleep disturbance in children and adolescents with disorders of development: significance and management* (S. 107–110). Mac Keith Press.

Kräuchi, K., Cajochen, C., Pache, M., Flammer, J. & Wirz-Justice, A. (2006). Thermoregulatory effects of melatonin in relation to sleepiness. *Chronobiol Int, 23*(1–2), 475–484. https://doi.org/10.1080/07420520500545854

Krystal, A.D. (2009). Acompendium of placebo-controlled trials of the risk/benefits of pharmacological treatments for insomnia: the empirical basis for U.S. clinical practice. *Sleep Med Rev*, 13, 265–274.

Kuczenski, R. & Segal, D.S. (1997). Effects of methylphenidate on extracellular dopamine, serotonin, and norepinephrine: comparison with amphetamine. *J Neurochem*, 68, 2032–2037.

Kushida, C.A., Chediak, A., Berry, R.B., Brown, L.K., Gozal, D., Iber, C., Parthasarathy, S., Quan, S.F. & Rowley, J.A. (2008). Clinical guidelines for the manual titration of positive airway pressure in patients with obstructive sleep apnea. *J Clin Sleep Med*, 4, 157–171.

Landesman-Dwyer, S. & Sackett, G.P. (1978). Behavioral change in nonambulatory, profoundly mentally retarded individuals. *Monogr Am Ass Ment Def*, 3, 55–144.

Lane, E.A. & Moss, H.B. (1985). Pharmacokinetics of melatonin in man: first pass hepatic metabolism. *J Clin Endocrinol Metab*, 61, 1214–1216.

Lavigne, G.J. & Montplaisir, J.Y. (1994). Restless legs syndrome and sleep bruxism: Prevalence and association among Canadians. *Sleep, 17*(8), 739–743.

Leclair-Visonneau, L., Vecchierini, M.-F., Schröder, C. & Charley Monaca, C. (2018). French Consensus: How to diagnose restless legs syndrome. *Rev Neurol (Paris), 174*(7–8), 508–514. https://doi.org/10.1016/j.neurol.2018.06.001

Lee, S.J., McCall, W.D., Kim, Y.K., Chung, S.C. & Chung, J.W. (2010). Effect of botulinum toxin injection on nocturnal bruxism: a randomized controlle trial. *Am J Phys Med Rehabil*, 89, 16–23.

Leger, D., Guilleminault, C., Defrance, R., Domont, A. & Paillard, M. (1999). Prevalence of sleep/wake disorders in persons with blindness. *Clin Sic*, 97, 193–199.

Lemoine, P., Garfinkel, D., Laudon, M., Nir, T. & Zisapel, N. (2011). Prolonged release melatonin for insomnia – an open-label long-term study of efficacy, safety, and withdrawal. *Ther Clin Risk Manag*, 7, 301–311.

Lemoine, P. & Zisapel, N. (2010). Prolonged-release formulation of melatonin (Circadin) for the treatment of insomnia. *Expert Opin Pharmacother*, 13, 895–905.

Levey, E.B., Stashinko, E., Clegg, N.J. & Delgado, M.R. (2010). Management of children with holoprosencephaly. *Am J Med Genet C Semin Med Genet*, 154C, 183–190.

Levin, R. & Fireman, G. (2002). Nightmare prevalence, nightmare distress, and self-reported psychological disturbance. *Sleep*, 25, 205–212.

Lewy, A.J., Emens, J.S., Sack, R.L., Hasler, B.P. & Bernert, R.A. (2001). Low, but not high doses of melatonin entrained a free-running blind person with a long circadian period. *Chronobiol Int*, 19, 649–658.

Lewy, A.J., Hasler, B.P., Emens, J.S. & Sack, R.L. (2001). Pretreatment circadian period in free-running blind people may predict the phase angle of entrainment to melatonin. *Neurosci Lett*, 313, 158–160.

Lockley, S.W., Arendt, J. & Skene, D.J. (2007). Visual impairment and circadian rhythm disorders. *Dialogues Clin Neurosci*, 9, 301–314.

Lockley, S.W., Skene, D.J., Arendt, J., Tabandeh, H., Bird, A.C. & Defrance, R. (1997). Relationship between melatonin rhythms and visual loss in the blind. *J Clin Endocrinol Metab, 82*(11), 3763–3770. https://doi.org/10.1210/jcem.82.11.4355

Lockley, S.W., Skene, D.J., Butler, L.J. & Arendt, J. (1999). Sleep and activity rhythms are related to circadian phase in the blind. *Sleep*, 22, 616–623.

Lockley, S.W., Skene, D.J., James, K., Thapan, K., Wright, J. & Arendt, J. (2000), Melatonin administration can entrain the free-running circadian system of blind subjects. *J Endocrinol*, 164, R1–6.

Maas, A.P.H.M., Didden, R., Korzilius, H., Braam, W., Collin, P., Smits, M.G. & Curfs, L.M.G. (2011). Psychometric properties of a sleep questionnaire for use in individuals with intellectual disabilities. *Res Dev Disabil*, 32, 2467–2479.

Maaskant, M., van de Wouw, E., van Wijck, R., Evenhuis, H.M. & Echteld, M.A. (2013). Circadian sleep-wake rhythm of older adults with intellectual disabilities. *Res Dev Disabil*, 34, 1144–1151.

Macintyre, P.E. & Schug, S.A. (2007). Pharmacology of opioids. In Macintyre, P.E. & Schug, S.A. (Hrsg.), *Acute Pain Management. A practical guide* (S. 42–70). Saunders Elsevier.

Malow, B.A., Foldvary-Schaefer, N., Vaughn, B.V., Selwa, L.M., Chervin, R.D., Weatherwax, K.J., Wang, L. & Song, Y. (2008). Treating obstructive sleep apnea in adults with epilepsy. A randomized pilot study. *Neurology*, 71, 572–577.

Malow, B.A. & McGrew, S.G. (2008). Sleep disturbances in autism. *Sleep Med Clin*, 3, 479–488.

Manni, R., Politini, L., Nobili, L., Ferrillo, F., Livieri, C., Veneselli, E., Biancheri, R., Martinetti, M. & Tartara, A. (2001). Hypersomnia in the Prader Willi sindrome: clinical-electrophysiological features and underlying factors. *Clin Neurophysiol*, 112, 800–805.

Manni, R., Terzaghi, M., Arbasino, C., Sartori, I., Galimberti, C.A. & Tartara, A. (2003). Obstructive sleep apnea in a clinical series of adult epilepsy patients. Frequency and features of the comorbidity. *Epilepsia*, 44, 836–840.

Maris, M., Verhulst, S., Wojciechowski, M., Van de Heyning, P. & Boudewyns, A. (2017). Outcome of adenotonsillectomy in children with Down syndrome and obstructive sleep apnoea. *Arch Dis Child, 102*(4), 331–336. https://doi.org/10.1136/archdischild-2015-310351

Marshall, N.S., Serinel, Y., Killick, R., Child, J.M., Raisin, I., Berry, C.M., Lallukka, T., Wassing, R., Lee, R.W., Ratnavadivel, R., Vedam, H., Grunstein, R.,

Wong, K.K., Hoyos, C.M., Cayanan, E.A., Comas, M., Chapman, J.L. & Yee, B.J. (2019). Magnesium supplementation for the treatment of restless legs syndrome and periodic limb movement disorder: A systematic review. *Sleep Med Rev*, 48, 101218. https://doi.org/10.1016/j.smrv.2019.101218

Martin, P. (2013). Befunddynamik und Behandlung im Erwachsenenalter. In Hertzberg, C. & Martin, P. (Hrsg.), *Der tuberöse Sklerose komplex (TSC)* (S. 117–135). UNI-MED.

Mastin, D.F., Bryson, J. & Crowyn, R. (2006). Assessment of sleep hygiene using the Sleep Hygiene Index. *J Behav Med*, 29, 223–227.

Mathis, J. (2018). Narcolepsy and Other »Central Disorders of Hypersomnolence«. *Praxis, 107*(21), 1161–1167. https://doi.org/10.1024/1661-8157/a003107

Matsunaga, E. & Shiota, K. (1977). Holoprosencephaly in human embryos: epidemiologic studies of 150 cases. *Teratology*, 16, 261–272.

Mayer, G., Wilde-Frenz, J. & Kurella, B. (2007). Sleep related rhythmic movement disorder revisited. *J Sleep Res*, 16, 110–116.

McIntyre, I.M., Burrows, G.D. & Norman, T.R. (1988). Suppression of plasma melatonin by a single dose of the benzodiazepine alprazolam in humans. *Biol Psychiatry*, 24, 108–112.

Meltzer, L.J. & Mindell, J.A. (2007). Relationship between child sleep disturbances and maternal sleep, mood, and parenting stress: A pilot study. *J Fam Psychol, 21*(1), 67–73.

Mendiola, A.J.P. & LaSalle, J.M. (2021). Epigenetics in Prader-Willi Syndrome. *Front Genet*, 12, 624581. https://doi.org/10.3389/fgene.2021.624581

Miano, S., Bruni, O., Elia, M., Musumeci, S.A., Verrillo, E. & Ferri, R. (2005). Sleep breathing and periodic leg movement pattern in Angelman Syndrome: A polysomnographic study. *Clin Neurophysiol, 116*(11), 2685–2692. https://doi.org/10.1016/j.clinph.2005.08.005

Minecan, D., Natatajan, A., Marzec, M. & Malow, B. (2002). Relationship of epileptic seizures to sleep stage and sleep depth. *Sleep*, 25, 899–904.

Montplaisir, J., Boucher, S., Poirier, G., Lavigne, G., Lapierre, O. & Lespérance, P. (1997). Clinical, polysomnographic, and genetic characteristics of restless legs syndrome: A study of 133 patients diagnosed with new standard criteria. *Mov Disord, 12*(1), 61–65. https://doi.org/10.1002/mds.870120111

Morgenthaler, T.I., Lee-Chiong, T., Alessi, C., Friedman, L., Aurora, N., Boehlecke, B., Brown, T., Chesson, A.L., Kapur, V., Maganti, R., Owens, J., Pancer, J., Swick, T.J. & Zak, R. (2007). Practice parameters for the clinical evaluation and treatment of circadian rhythm sleep disorders. *Sleep*, 30, 1445–1459.

Morin, C.M., LeBlanc, M., Bélanger, L., Ivers, H., Mérette, C. & Savard, J. (2011). Prevalence of insomnia and its treatment in Canada. *Can J Psychiatry, 56*(9), 540–548. https://doi.org/10.1177/070674371105600905

Muños-Hoyos, A., Sànchez-Forte, M., Molina-Carballo, A., Escames, G., Martin-Medina, E., Reiter, R.J., Molina-Font, J.A. & Acuña-Castroviejo, D. (1998). Melatonin's role as an anticonvulsant and neuronal protector: experimental and clinical evidence. *J Child Neurol*, 13, 501–509.

Murphy, P.J., Badia, P., Meyers, B.L., Boecker, M.R. & Wright, K.P.Jr. (1994). Nonsteroidal anti-inflammatory drugs affect normal sleep patterns in humans. *Physiol Behav*, 55, 1063–1066.

Neul, J.L., Kaufmann, W.E., Glaze, D.G., Christodoulou, J., Clarke, A.J., Bahi-Buisson, N., Leonard, H., Bailey, M.E., Schanen, N.C., Zappella, M., Renieri, A., Huppke, P. & Percy, A.K. (2010). Research consortium. Rett syndrome: revised diagnostic criteria and nomenclature. *Ann Neurol, 68*(6), 944–950. https://doi.org/10.1002/ana.22124

Nevsimalova, S., Vankova, J., Stepanova, I., Seemanova, E., Mignot, E. & Nishino, S. (2005). Hypocretin deficiency in Prader-Willi sindrome. *Eur J Neurol*, 12, 70–72.

Newell, K.M., Incledon, T., Bodfish, J.W. & Sprague, R.L. (1999). Variability of stereotypic body-rocking in adults with mental retardation. *Am J Ment Retard*, 104, 279–288.

Newman, C.J., O'Regan, M. & Hensey, O. (2006). Sleep disorders in children with cerebral palsy. *Dev Med Child Neurol*, 48, 564–568.

Nomura, Y., Segawa, M. & Higurashi, M. (1985). Rett syndrome – an early catecholamine and indolamine deficient disorder? *Brain Dev*, 7, 334–341.

Nomura, Y. (2001). Neurophysiology of Rett syndrome. *Brain Dev*, 23, 50–57.

Ojemann, L.M., Friel, P.N., Trejo, W.J. & Dudley, D.L. (1983). Effect of doxepin on seizure frequency in depressed epileptic patients. *Neurology, 33*(5), 646–648. https://doi.org/10.1212/wnl.33.5.646

Okawa, M. & Sasaki, H. (1987). Sleep disorders in mentally retarded and brain-impaired children. In Guilleminault, C. (Hrsg.), *Sleep and its disorders in children* (S. 269–290). Raven Press.

Orioli, I.M. & Castilla, E.E. (2010). Epidemiology of holoprosencephaly: Prevalence and risk factors. *Am J Med Genet C Semin Med Genet*, 154C, 13–21.

Overeem, S., van Litsenburg, R.R.L. & Reading, P.J. (2021). Sleep disorders and the hypothalamus. *Handbook of Clinical Neurology*, 182, 369–385. https://doi.org/10.1016/B978-0-12-819973-2.00025-3

Owens, J.A. & Mindell, J.A. (2011). Pediatric insomnia. *Pediatr Clin North Am*, 58, 555–569.

Owens, J.A., Spirito, A. & McGuinn, M. (2000). The Children's Sleep Habits Questionnaire (CSHQ): psychometric properties of a survey instrument for school-aged children. *Sleep*, 23, 1043–1051.

Parrino, L., Smerieri, A., Spaggiari, C. & Terzano, M.G. (2000). Cyclic alternatine Pattern (CAP) and epilepsy during sleep: how a physiological rhythm modulates a pathological event. *Clin Neurophys, 111*(Suppl 2), 39–46.

Parrino, L., De Paolis, F., Milioli, G., Gioi, G., Grassi, A., Riccardi, S., Colizzi, E., & Terzano, M.G. (2012). Distinctive polysomnographic traits in nocturnal frontal lobe epilepsy. *Epilepsia, 53*(7), 1178–1184. https://doi.org/10.1111/j.1528-1167.2012.03502.x

Patil, S.P. (2010). What every clinician should know about polysomnography. *Respir Care*, 55, 1179–1195.

Pelc, K., Cheron, G., Boyd, S.G. & Dan, B. (2008). Are there distinctive sleep problems in Angelman syndrome? *Sleep Med, 9*(4), 434–441. https://doi.org/10.1016/j.sleep.2007.07.001

Peled, N., Shorer, Z., Peled, E. & Pillar, G. (2001). Melatonin effect on seizures in children with severe neurologic deficit disorders. *Epilepsia*, 42, 1208–1210.

Petit, D., Pennestri, M.-H., Paquet, J., Desautels, A., Zadra, A., Vitaro, F., Tremblay, R.E., Boivin, M. & Montplaisir, J. (2015). Childhood Sleepwalking and Sleep Terrors: A Longitudinal Study of Prevalence and Familial Aggregation. *JAMA Pediatr, 169*(7), 653–658. https://doi.org/10.1001/jamapediatrics.2015.127

Phillips, A.J.K. & Robinson, P.A. (2007). A quantitative model of sleep-wake dynamics based on the physiology of the brainstem ascending arousal system. *J Biol Rhythms, 22*(2), 167–179.

Piazza, C.C. & Fischer, W.W. (1991). Bedtime fading in the treatment of pediatric insomnia. *J Behav Ther Exp Psychiatry*, 22, 53–56.

Picchietti, M.A. & Picchietti, D.L. (2008). Restless legs syndrome and periodic limb movement disorder in children and adolescents. *Semin Pediatr Neurol*, 15, 91–99.

Placidi, F., Scalise, A., Marciani, M.G., Romigi, A., Diomedi, M., Gigli, G.L. (2000). Effects of antiepileptic drugs on sleep. *Clin Neurophysiol, 111*(Suppl 2), 115–119.

Placidi, F., Marciani, M.G., Diomedi, M., Scalise, A., Pauri, F., Giacomini, P. & Gigli, G.L. (2000). Effects of lamotrigine on nocturnal sleep, daytime somnolence and cognitive functions in focal epilepsy. *Acta Neurol Scand*, 111, 1637–1642.

Priday, L.J., Byrne, C. & Totsika, V. (2017). Behavioural interventions for sleep problems in people with an intellectual disability: A systematic review and meta-analysis of single case and group studies. *J Intellect Disabil Res, 61*(1), 1–15. https://doi.org/10.1111/jir.12265

Puustinen, J., Nurminen, J., Vahlberg, T., Lyles, A., Isoaho, R., Räihä, I. & Kivelä, S.-L. (2012). CNS medications as predictors of precipitous cognitive decline in the cognitively disabled aged: A longitudinal population-based study. *Dement Geriatr Cogn Dis Extra, 2*(1), 57–68. https://doi.org/10.1159/000336710

Raggi, A., Mogavero, M.P., DelRosso, L.M. & Ferri, R. (2023). Clonazepam for the management of sleep disorders. *Neurol Sci, 44*(1), 115–128. https://doi.org/10.1007/s10072-022-06397-x

Raskoff, S.Z., Thurm, A., Miguel, H.O., Kim, S.Y.H. & Quezado, Z.M.N. (2022). Pain research and children and adolescents with severe intellectual disability: Ethical challenges and imperatives. *Lancet Child Adolesc Health, 7*(4), 288–296. https://doi.org/10.1016/S2352-4642(22)00346-7

Reiter, R.J. (1994). Melatonin suppression by static and extremely low frequency electromagnetic fields: relationship to the reported increased incidence of cancer. *Rev Environ Health*, 10, 171–186.

Reiter, R.J., Tan, D.X., Mayo, J.C., Sainz, R.M., Leon, J. & Czarnocki, Z. (2003). Melatonin as an antioxidant: biochemical mechanisms and pathophysiological implications in humans. *Acta Biochim Pol*, 50, 1129–1146.

Richdale, A. (2001). Sleep in children with autism and Asperger syndrome. In Stores, G. & Wiggs, L. (Hrsg.), *Sleep disturbance in children and adolescents with disorders of development: significance and management* (S. 181–191). Mac Keith Press.

Riemann, D., Baglioni, C., Bassetti, C., Bjorvatn, B., Dolenc Groselj, L., Ellis, J.G., Espie, C.A., Garcia-Borreguero, D., Gjerstad, M., Gonçalves, M., Hertenstein, E., Jansson-Fröjmark, M., Jennum, P.J., Leger, D., Nissen, C., Parrino, L., Paunio, T., Pevernagie, D., Verbraecken, J., Weeß, H.G., Wichniak, A., Zavalko, I., Arnardottir, E.S., Deleanu, O.C., Strazisar, B., Zoetmulder, M. & Spiegelhalder, K. (2017). European guideline for the diagnosis and treatment of insomnia. *J Sleep Res, 26*(6), 675–700. https://doi.org/10.1111/jsr.12594

Rinaldi, B., Villa, R., Sironi, A., Garavelli, L., Finelli, P. & Bedeschi, M.F. (2022). Smith-Magenis Syndrome-Clinical Review, Biological Background and Related Disorders. *Genes, 13*(2), 335. https://doi.org/10.3390/genes13020335

Romigi, A., Izzi, F., Placidi, F., Zannino, S., Evangelista, E., Del Bianco, C., Dopetti, M., Vitrani, G., Mercuri, N.B., Cum, F., Marciani, M.G. (2013). Effects of zonisamide as add-on therapy on sleep-wake cycle in focal epilepsy: a polysomnographic study. *Epilepsy Behav*, 26, 170–174.

Romigi, A., Izzi, F., Marciani, M.G., Torelli, F., Zannino, S., Pisani, L.R., Uasone, E., Corte, F. & Placidi, F. (2009). Pregabalin as add-on therapy induces REM sleep enhancement in partila epilepsy: a polysomnographic study. *Eur J Neurol*, 16, 70–75.

Rosen, D. (2011). Management of obstructive sleep apnea associated with Down syndrome and other craniofacial dysmorphologies. *Curr Opin Pulm Med*, 17, 431–436.

Roze, E., Bounolleau, P., Ducreux, D., Cochen, V., Leu-Semenscu, S., Beaugendre, Y., Lavallard-Rousseau, M.C., Blancher, A., Bourdain, F., Dupont, P., Carluer, L., Verdure, L., Vidailhet, M. & Apartis, E. (2009). Propriospinal myoclonus revisited. *Neurology*, 72, 1301–1309.

Sack, R.L., Auckley, D., Auger, R.R., Carskadon, M.A., Wright, K.P., Vitello, M.V. & Zhdanova, I.V. (2007). Circadian Rhythm sleep disorders: Part I, basic principles, shift work, and jet lag disorders. *Sleep*, 30, 1460–1483.

Sack, R.L., Auckley, D., Auger, R.R., Carskadon, M.A., Wright, K.P., Vitello, M.V. & Zhdanova, I.V. (2007). Circadian Rhythm sleep disorders: Part II, advanced sleep phase disorder, delayed sleep phase disorder, free-running disorder, and irregular sleep-wake rhythm. *Sleep*, 30, 1484–1501.

Sack, R.L., Lewy, A.J., Blood, M.L., Keith, L.D. & Nakagawa, H. (1992). Circadian rhythm abnormalities in totally blind people: Incidence and clinical significance. *J Clin Endocrinol Metab, 75*(1), 127–134. https://doi.org/10.1210/jcem.75.1.1619000

Salanitro, M., Wrigley, T., Ghabra, H., de Haan, E., Hill, C.M., Solmi, M. & Cortese, S. (2022). Efficacy on sleep parameters and tolerability of melatonin in individuals with sleep or mental disorders: A systematic review and meta-analysis. *Neurosci Biobehav Rev*, 139, 104723. https://doi.org/10.1016/j.neubiorev.2022.104723

Sand, A., Schmidt, T.M. & Kofuji, P. (2012). Diverse types of ganglion cell photoreceptors in the mammalian retina. *Prog Retin Eye Res*, 31, 287–302.

Sandanam, T., Beange, H., Robson, L., Woolnough, H., Buchholz, T. & Smith, A. (1997). Manifestations in institutionalised adults with Angelman syndrome due to deletion. *Am J Med Genet*, 70, 415–420.

Sandella, D.E., O'Brien, L.M., Shank, L.K. & Warschausky, S.A. (2011). Sleep and quality of life in children with cerebral palsy. *Sleep Med*, 12, 252–256.

Santos, R.A., Costa, L.H., Linhares, R.C., Pradella-Hallinan, M., Coelho, F.M.S. & Oliveira, G.D.P. (2022). Sleep disorders in Down syndrome: a systematic review. *Arq Neuropsiquiatr, 80*(4), 424–443. https://doi.org/10.1590/0004-282X-ANP-2021-0242

Sateia, M.J., Buysse, D.J., Krystal, A.D., Neubauer, D.N. & Heald, J.L. (2017). Clinical Practice Guideline for the Pharmacologic Treatment of Chronic Insomnia in Adults: An American Academy of Sleep Medicine Clinical Practice Guideline. *J Clin Sleep Med, 13*(2), 307–349. https://doi.org/10.5664/jcsm.6470

Satoh, K. & Mishima, K. (2001). Hypothermic action of exogenously administered melatonin is dose dependent in humans. *Clin Neuropharmacol*, 24, 334–340.

Schenck, C.H., Bundlie, S.R., Patterson, A.L. & Mahowald, M.W. (1987). Rapid eye movement sleep disorder: A treatable parasomnia affecting older adults. *JAMA*, 257, 1786–1789.

Schenck, C.H. & Mahowald, M.W. (2002). REM sleep behaviour disorder; clinical, developmental, and neuroscience perspectives 16 years after its formal identification in sleep. *Sleep*, 25, 120–138.

Schwichtenberg, A.J. & Malow, B.A. (2015). Melatonin Treatment in Children with Developmental Disabilities. *Sleep Med Clin, 10*(2), 181–187. https://doi.org/10.1016/j.jsmc.2015.02.008

Scofield, H., Roth, T. & Drake, C. (2008). Periodic limb movements during sleep: Population prevalence, clinical correlates, and racial differences. *Sleep, 31*(9), 1221–1227.

Sedky, K., Bennett, D.S. & Pumariega, A. (2014). Prader Willi syndrome and obstructive sleep apnea: Co-occurrence in the pediatric population. *J Clin Sleep Med, 10*(4), 403–409. https://doi.org/10.5664/jcsm.3616

Senthilvel, E. & Krishna, J. (2011). Body position and obstructive sleep apnea in children with Down syndrome. *J Clin Sleep Med*, 7, 158–162.

Sharpless, B. A. & Barber, J. P. (2011). Lifetime prevalence rates of sleep paralysis: a systematic review. *Sleep Med Rev*, 15, 311–315.

Shelton, A. R. & Malow, B. (2021). Neurodevelopmental Disorders Commonly Presenting with Sleep Disturbances. *Neurotherapeutics, 18*(1), 156–169. https://doi.org/10.1007/s13311-020-00982-8

Shneerson, J. M. (2011). Parasomnias. *Minerva Pneumol*, 50, 201–215.

Shott, S. R. (2006). Down syndrome: common otolaryngologic manifestations. *Am J Med Genet C Semin Med Genet*, 142C, 131–140.

Silber, M. H., Buchfuhrer, M. J., Earley, C. J., Koo, B. B., Manconi, M., Winkelman, J. W. & Scientific and Medical Advisory Board of the Restless Legs Syndrome Foundation (2021). The Management of Restless Legs Syndrome: An Updated Algorithm. *Mayo Clinic Proceedings, 96*(7), 1921–1937. https://doi.org/10.1016/j.mayocp.2020.12.026

Simonds, J. F. & Parraga, H. (1982). Prevalence of sleep disorders and sleep behaviors in children and adolescents. *J Am Acad Child Psychiatry*, 21, 383–388.

Sinha, S., Brady, M., Scott, C. A. & Walker, M. C. (2006). Do seizures in patients with refractory epilepsy vary between wakefulness in sleep? J *Neurol Neurosurg Psychiatry*, 77, 1076–1078.

Stefani, A. & Högl, B. (2019). Diagnostic Criteria, Differential Diagnosis, and Treatment of Minor Motor Activity and Less Well-Known Movement Disorders of Sleep. *Curr Treat Opt Neurol, 21*(1), 1. https://doi.org/10.1007/s11940-019-0543-8

Stores, G. & Stores, R. (2013). Sleep disorders and their clinical significance in children with Down syndrome. *Dev Med Child Neurol*, 55, 126–130.

Stores, G. & Wiggs, L. (2001). Sleep disturbance: a serious, widespread, yet neglected problem in disorders of development. In Stores, G. & Wiggs, L. (Hrsg.), *Sleep disturbance in children and adolescents with disorders of development: significance and management* (S. 3–9). Mac Keith Press.

Stores, G. (2001a). Excessive sleepiness. In Stores, G. & Wiggs, L. (Hrsg.), *Sleep disturbance in children and adolescents with disorders of development: significance and management* (S. 30–37). Mac Keith Press.

Stores, G. (2001b). Visual impairment and associated sleep abnormalities. In Stores, G. & Wiggs, L. (Hrsg.), *Sleep disturbance in children and adolescents with disorders of development: significance and management* (S. 120–125). Mac Keith Press.

Stores, R. (2001). Sleep and Down syndrome. In Stores, G. & Wiggs, L. (Hrsg.), *Sleep disturbance in children and adolescents with disorders of development: significance and management* (S. 53–59). Mac Keith Press.

Surtees, A. D. R., Oliver, C., Jones, C. A., Evans, D. L. & Richards, C. (2018). Sleep duration and sleep quality in people with and without intellectual disability: A meta-analysis. *Sleep Med Rev*, 40, 135–150.

Tabandeh, H., Lockley, S.W., Buttery, R., Skene, D.J., Defrance, R., Arendt, J. & Bird, A.C. (1998). Disturbance of sleep in blindness. *Am J Ophthalmol*, 126, 707–712.

Takaesu, Y., Komada, Y. & Inoue, Y. (2012). Melatonin profile and its relation to circadian rhythm sleep disorders in Angelman syndrome patients. *Sleep Med, 13*(9), 1164–1170. https://doi.org/10.1016/j.sleep.2012.06.015

Talbot, K., Stradling, J., Crosby, J. & Hilton-Jones, D. (2003). Reduction in excess daytime sleepiness by modafinil in patients with myotonic dystrophy. *Neuromuscul Disord*, 13, 357–364.

Tamura, A., Yamaguchi, K., Yanagida, R., Miyata, R. & Tohara, H. (2022). At-Home Orthodontic Treatment for Severe Teeth Arch Malalignment and Severe Obstructive Sleep Apnea Syndrome in a Child with Cerebral Palsy. *Int J Environ Res Public Health, 19*(9), 5333.

Tassinari, C.A. & Ambrosetto, G. (1988). Tonic seizures in the Lennox-Gastaut syndrome: semiology and differential diagnosis. In Niedermeyer, E. & Degen, R. (Hrsg.), *The Lennox-Gastaut syndrome* (S. 109–124). Allan R Liss.

Terzano, M.G., Mancia, D., Salati, M.R., Costani, G., Decembrino, A. & Parrino, L. (1985). The cyclic alternatine pattern as a physiologic component of normal NREM sleep. *Sleep*, 8, 137–145.

Terzano, M.G., Parrino, L. & Spaggiari, M.C. (1988). The cyclic alternatine pattern sequences in the dynamic organization of sleep. *Electroencephalogr Clin Neurophysiol*, 69, 437–447.

Thorpy, M.J. (2012). Classification of sleep disorders. *Neurotherapeutics, 9*(4), 687–701. https://doi.org/10.1007/s13311-012-0145-6

Tietze, A.L., Blankenburg, M., Hechler, T., Michel, E., Koh, M., Schlüter, B. & Zernikow, B. (2012). Sleep disturbances in children with multiple disabilities. *Sleep Med Rev*, 16, 117–127.

Tiseo, C., Vacca, A., Felbush, A., Filimonova, T., Gai, A., Glazyrina, T., Hubalek, I.A., Marchenko, Y., Overeem, L.H., Piroso, S., Tkachev, A., Martelletti, P., Sacco, S. & European Headache Federation School of Advanced Studies (EHF-SAS) (2020). Migraine and sleep disorders: A systematic review. *J Headache Pain, 21*(1), 126. https://doi.org/10.1186/s10194-020-01192-5

Van der Zaag, J., Lobbezoo, F., van der Avoort, P.G., Wicks, D.J., Hamburger, H.L. & Naeije, M. (2007). Effects of pergolide on severe sleep bruxism in a patient experiencing oral implant failure. *J Oral Rehabil*, 34, 317–322.

Van Dijk, E., Hilgenkamp, T.I.M., Evenhuis, H.M. & Echteld, M.A. (2012). Exploring the use of actigraphy to investigate sleep problems in older people with intellectual disability. *J Intellect Disabil Res*, 56, 204–211.

Van Eeghen, A.M., Numis, A.I., Stanley, B.A. & Therrien, S.E. (2011). Characterizing sleep disorders of adults with tuberous sclerosis complex: a questionnaire-based study and review. *Epilepsy Behav*, 20, 68–74.

Van Someren, E.J. & Riemersma-van der Lek, R.F. (2007). Live to the rhythm, slave to the rhythm. *Sleep Med Rev*, 11, 465–484.

Vendrame, M. & Kothare, S.V. (2011). Epileptic and nonepileptic paroxysmal events out of sleep in children. *J Clin Neurophysiol*, 28, 111–119.

Vetrugno, R., Provini, F., Meletti, S., Plazzi, G., Liguori, R., Cortelli, P., Lugaresi, E. & Montagna, P. (2001). Propriospinal myoclonus at the sleep-wake transitino: a new type of parasomnia. *Sleep*, 24, 835–843.

Vried, J.L., Corkum, P.V., Moon, E.C. & Smith, I.M. (2011). Behavioral interventions for sleep problems in children with autism spectrum disorders: Current findings and future directions. *J Pediatr Psychol*, 36, 1017–1029.

Waldhauser, F., Lieberman, H.R., Lynch, H.J., Waldhauser, M., Herkner, K., Frisch, H., Vierhapper, H., Waldhäusl, W., Schemper, M., Wurtman, R.J. & Crowley, W.F. (1987). A pharmacological dose of melatonin increases PRL levels in males without altering those of GH, LH, FSH, TSH, testosterone or cortisol. *Neuroendocrinology*, 46, 125–130.

Waldhauser, F., Waldhauser, M., Lieberman, H.R., Deng, M.H., Lynch, H.J. & Wurtman, R.J. (1984). Bioavailability of oral melatonin in humans. *Neuroendocrinology*, 39, 307–313.

Walters, A.S., Lavigne, G., Hening, W., Picchietti, D.L., Allen, R.P., Chokroverty, S., Kushida, C.A., Bliwise, D.L., Mahowald, M.D., Schenck, C.H. & Ancoli-Israel, S. (2007). The scoring of movements in sleep. *J Clin Sleep Med*, 3, 155–167.

Walz, N.C., Beebe, D. & Byars, K. (2005). Sleep in individuals with Angelman syndrome: parent perceptions of patterns and problems. *Am J Ment Retard*, 110, 243–252.

Weatherwax, K.J., Lin, X., Marzec, M.L. & Malow, B.A. (2003). Obstructive sleep apnea in epilepsy patients: the sleep apnea scale of the Sleep Disorders Questionnaire (SA-SDQ) is a useful screening instrument for obstructive sleep apnea in a disease specific population. *Sleep Med*, 4, 517–521.

Webb, D.W., Fryer, A. & Osborne, J.P. (1996). Morbidity associated with tuberous sclerosis: a population study. *Dev Med Child Neurol, 38*(2), 146–155. https://doi.org/10.1111/j.1469-8749.1996.tb12086.x

Williams, R.S., Zies, D., Mullegama, S.V., Grotewiel, M.S. & Elsea, S.H. (2012). Smith-Magenis syndrome results in disruption of CLOCK gene transcription and reveals an integral role for RAI1 in the maintenance of circadian rhythmicity. *Am J Hum Genet*, 90, 941–949.

Williamson, P.D., Spencer, D.D., Spencer, S.S., Novelly, R.A. & Mattson, R.H. (1985). Complex partial seizures of frontal lobe origin. *Ann Neurol*, 18, 497–504.

Winkelmann, J., Schormair, B., Lichtner, P., Ripke, S., Xiong, L., Jalilzadeh, S., Fulda, S., Pütz, B., Eckstein, G., Hauk, S., Trenkwalder, C., Zimprich, A.,

Stiasny-Kolster, K., Oertel, W., Bachmann, C.G., Paulus, W., Peglau, I., Eisensehr, I., Montplaisir, J., Turecki, G., Rouleau, G., Gieger, C., Illig, T., Wichmann, H.E., Holsboer, F., Müller-Myhsok, B. & Meitinger, T. (2007). Genome-wide association study of restless legs syndrome identifies common variants in three genomic regions. *Nat Genet, 39*(8), 1000–1006. https://doi.org/10.1038/ng2099

Winkler, A., Auer, C., Doering, B.K. & Rief, W. (2014). Drug treatment of primary insomnia: A meta-analysis of polysomnographic randomized controlled trials. *CNS Drugs, 28*(9), 799–816. https://doi.org/10.1007/s40263-014-0198-7

Wirojanan, J., Jacquemont, S., Diaz, R., Bacalman, S., Anders, T.F., Hagerman, R.J. & Goodlin-Jones, B.L. (2009). The efficacy of melatonin for sleep problems in children with autism, fragile X syndrome, or autism and fragile X syndrome. *J Clin Sleep Med, 5*(2), 145–150.

Won, J., Jin, Y., Choi, J., Park, S., Lee, T.H., Lee, S.-R., Chang, K.-T. & Hong, Y. (2017). Melatonin as a Novel Interventional Candidate for Fragile X Syndrome with Autism Spectrum Disorder in Humans. *Int J Mol Sci, 18*(6), 1314. https://doi.org/10.3390/ijms18061314

Woodford, E.C., McLay, L., France, K.G., Blampied, N.M., Gibbs, R., Swan, C.E. & Eggleston, M. (2021). Endogenous melatonin and sleep in individuals with Rare Genetic Neurodevelopmental Disorders (RGND): A systematic review. *Sleep Med Rev*, 57, 101433. https://doi.org/10.1016/j.smrv.2021.101433

World Health Organization (1992). *The ICD-10 International Classification of Diseases*. World Health Organization, Geneva.

Wright, J., Aldhous, M., Franey, C., English, J. & Arendt, J. (1986). The effects of exogenous melatonin on endocrine function in man. *Clin Endocrinol*, 24, 375–382.

Yaqub, B.A., Waheed, G. & Kabiraj, M.M. (1997). Nocturnal epilepsies in adults. *Seizure*, 6, 145–149.

Yavuz-Kodat, E., Reynaud, E., Geoffray, M.-M., Limousin, N., Franco, P., Bourgin, P. & Schroder, C.M. (2019). Validity of Actigraphy Compared to Polysomnography for Sleep Assessment in Children With Autism Spectrum Disorder. *Front Psychiatry*, 10, 551.

Young, D., Nagarajan, L., de Klerk, N., Jacoby, P., Ellaway, C. & Leonard, H. (2007). Sleep problems in Rett syndrome. *Brain Dev*, 29, 609–616.

Young, G.B., Blume, W.T., Wells, G.A., Mertens, W.C. & Eder, S. (1985). Differential aspects of sleep epilepsy. *Can J Neurol Sci*, 12, 317–320.

Zhang, X.-Y. & Spruyt, K. (2022). Literature Cases Summarized Based on Their Polysomnographic Findings in Rett Syndrome. *Int J Environ Res Public Health, 19*(6), 3422. https://doi.org/10.3390/ijerph19063422

Zhdanova, I.V. (2005). Melatonin as a hypnotic: pro. *Sleep Med Rev*, 9, 51–65.

Zisapel, N. (2012). Drugs for Insomnia. *Expert Opin Emerg Drugs*, 17, 299–317.

Anne Bredel-Geißler, Peter Martin, Anja Grimmer (Hg.)

Klinische Symptome bei Menschen mit neuronalen Entwicklungsstörungen

Ein Leitfaden zur Differenzialdiagnostik

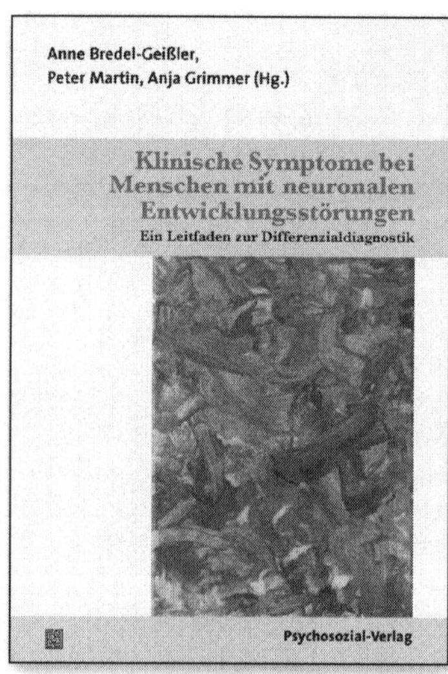

2023 · 343 Seiten · Broschur
ISBN 978-3-8379-3257-7

- **die wichtigsten klinischen Probleme klar diagnostizieren**
- **Hilfe bei der Anamnese von Patient*innen mit eingeschränkten Mitarbeitsmöglichkeiten**
- **Fokus auf Anamnese sowie klinische und paraklinische Diagnostik**

Menschen mit komplexen Behinderungen haben oft nur eine eingeschränkte oder für andere unverständliche Art der Kommunikation und können deshalb kaum oder gar nicht von ihren Beschwerden berichten und bei der medizinischen Anamnese mitarbeiten. Zudem sind atypische Symptome oder ungewöhnliche Komorbiditäten gerade bei speziellen Syndromen häufig. Dadurch gestaltet sich die Diagnostik besonders schwierig.

Im vorliegenden Leitfaden ist den am häufigsten vorkommenden Symptomen jeweils ein eigenes Kapitel gewidmet. Ausgehend von konkreten Beispielen erläutern ausgewiesene Expert*innen die besonderen Herausforderungen für die Diagnostik, definieren die Problemstellung und erörtern Differenzialdiagnosen. Konkrete Vorschläge für das Vorgehen bei Anamnese und klinischer Untersuchung runden die Kapitel ab.

Mit Beiträgen von N. Bohnert, K. Bücher, G. Dorsch, T. Dreher, G. Elsäßer, H. Hermann, E. Ledig, M. Knuf, V. Mau, C. Münter, M. Nowag, G. Poppele, M. Rohlf, P. Rösl, T. Sappok, P. Schulz, J. Stockmann, T. Voss, T. Wagner und M. Wehmeyer

Walltorstr. 10 · 35390 Gießen · Tel. 0641-969978-18 · Fax 0641-969978-19
bestellung@psychosozial-verlag.de · www.psychosozial-verlag.de